암이라는 말을 들었을 때

Original Japanese title: GAN O KOKUCHI SARETARA YOMU HON
Text copyright ⓒ 2015 Keishi Tanigawa
Original Japanese edition published by President Inc.
Korean translation rights arranged with President Inc.
through The English Agency (Japan) Ltd. and SHINWON AGENCY CO.

이 책의 한국어판 저작권은 신원에이전시를 통해 저작권자와 독점 계약한 도서출판 이아소에 있습니다.
저작권법에 의해 한국 내에서 보호받는 저작물이므로 무단 전재 및 무단 복제를 금합니다.

최고의 암 전문의가 알려주는 친절한 암 교과서

암이라는 말을 들었을 때

다니가와 게이시 지음 | 송수영 옮김

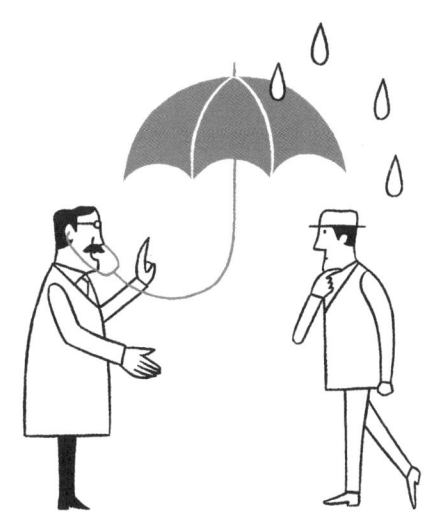

이아소

들어가며

현대인에게 암은 매우 두려운 질병이다.

건강관리에 신경 쓰는 사람이라면 정기적으로 암 검진을 거르지 않으며, 의무적으로 암 정밀 검진을 실시하는 직장도 있다. 결과가 나오기까지 수 주 동안은 좌불안석이다.

또 TV나 잡지에는 '암 예방에 효과적인 식품'이나 '암에 걸리지 않는 생활 습관' 등 각종 정보가 범람하고 있다. 유명인이 암에 걸렸다는 소식이 뉴스에까지 오르내린다. 이것만으로도 우리가 암이라는 질병에 얼마나 관심이 높은지 짐작할 수 있다.

그러나 관심이 높은 것에 비해 암에 대해 정확한 지식을 가진 사람은 많지 않은 듯하다.

내가 암을 전문 분야로 하는 의사라 암을 테마로 한 강연 의뢰가 자주 들어온다.

이때 나는 대개 다음과 같이 말한다.

암 진단을 받았다고 해서 바로 죽는 것은 아닙니다. 낙심하지 마세요. 앙상하게 살이 빠지는 것은 오랜 암 투병 과정 중 맨 마지막 단계이고, 통증을 느끼거나 머리가 빠지는 것은 대개 치료의 영향입니다.

암 자체가 통증이나 고통을 유발하는 경우는 적습니다.

우리 몸은 질병과 싸우는 면역이라는 구조를 갖추고 있으며 암 치료에 있어서도 이 면역의 힘을 높이는 것이 대단히 중요합니다.

암을 완치하는 것은 어렵지만 치료를 통해 그 사람의 천수에 근접할 수 있다면 이는 자신의 명을 최대한 누린 것이라 말할 수 있지 않을까요?

이는 내가 평소 주장하는 것으로, 연설에서도 이런 취지의 내용을 가급적 알기 쉽게 전하려 노력한다.

한번은 강연 후 모임이 있어서 옆자리에 앉은 사람과 명함을 교환하며 인사를 나누었다. 그는 "오늘 좋은 말씀 많이 들었습니다. 암에 걸렸다고 해서 너무 놀랄 필요는 없군요" 하고 소견을 말해주었다.

그런데 그로부터 일주일 후, 그 사람에게 전화가 걸려왔다. 대단히 동요하는 기색이었다.

"선생님, 제가 암이라는 진단을 받았습니다! 이제 어떻게 하면 좋을까요?"

불과 며칠 전에 "암에 걸렸다고 해서 너무 놀랄 필요는 없군요"라고 본인이 직접 말했는데도 말이다.

막상 자신이 암에 걸리면 불과 1주 전에 들은 말도 까맣게 잊어버린다는 사실을 새삼 깨닫게 해주었다.

이후 나는 '암이라는 질병에 대해 일반 사람들이 알기 쉽게 설명하는 책이 필요하다'는 생각을 더 절실히 하게 되었다. 강연은 1주 만에 잊어버릴 수 있지만 책이라면 가까이 두고 언제든 다시 읽을 수 있다.

사실 나는 부친과 아내를 암으로 먼저 보냈다. 그러므로 암을 정복하고 싶은 마음은 누구보다 강하며, 환자의 불안과 가족의 고민을 생생하게 이해한다. 진심으로 불안과 고민을 덜어주고 싶다.

특히 환자의 불안은 심리적으로 불안정한 상태뿐 아니라 치료 효과까지 떨어뜨린다.

불안을 줄이기 위해 가장 중요한 것! 그것은 암에 대해 올바른 지식을 갖는 것이다. 이를 위해서도 가급적 많은 사람에게 암에 대해 제대로 알리자는 마음으로 이 책을 집필하기에 이르렀다.

실제로 환자나 그 가족이 암의 기본적인 지식을 올바로 부감하는 것은 쉬운 일이 아니다.

대부분의 의사가 대단히 바빠 환자의 의문에 충분히 답해줄 시간이 없기 때문이다.

"진찰을 기다리는 환자가 몇십 명이나 있는데 환자 개개인에게 '암의 내력'부터 설명할 시간이 어디 있나" 하는 것이 의사들 본심이다.

그 결과 환자는 자신의 하나뿐인 생명을 오롯이 맡긴 채 진단이나 치료를 받고 있는데도 암이라는 질병을 여전히 알지 못하고 있다. "암은 몇 단계가 있고, 이런 치료를 합니다. 부작용과 합병증은 이렇습니다" 하는 당면 문제는 들을 수 있지만 암에 관한 근본적인 질문은 하기 어렵다.

여기서 말하는 근본적인 질문이란,

'어째서 암이 생기는가?'

'암의 어떤 점이 무서운가?'

등과 같이, 말하자면 소박한 의문이다. 이 기본적인 내용을 알지 못하면 어떤 치료법을 택하든 진정으로 이해하기 어렵다.

우선은 암에 대해 충분히 알아보자. 이것이 중요하다.

이 책은 전문적인 표현을 일부러 자제하였다.

암이나 그 치료법에 대해 환자가 알아야 할 최소한의 기본적인 내용을 누구나 이해할 수 있도록 쉬운 표현으로 썼다.

모쪼록 읽어주신 독자 여러분 모두 암에 대한 이해를 넓히는 데 이 책이 일조할 수 있기를 바란다.

암은 오랫동안 사망 원인의 첫 번째로 꼽히는 질병이다. 앞으로도 암을 선고받는 사람이 줄지 않을 것이다. 암을 선고받으신 분이나 그 가족만이 아니라, 젊고 건강한 분들까지 가급적 많은 분이 읽어주시길 기원한다.

차례

들어가며 · 4

❶ 암을 알자

01 암은 무섭지 않다 · 15
02 암세포의 특징 ① 암은 계속 증식한다 · · · · · · · · · · · 19
03 암세포의 특징 ② 암은 전이된다 · · · · · · · · · · · · · · · 25
04 전이의 실태 · 28
05 어째서 고령자는 암에 잘 걸리는가? · · · · · · · · · · · · 31

❷ 왜 암으로 죽는가?

01 암은 치료 과정에서 통증이 발생한다 · · · · · · · · · · · 37
02 암 자체엔 증상이 없다 · 40
03 왜 암에 많이 걸리는가? · 45
04 어째서 인간은 '암'을 두려워하는가? · · · · · · · · · · · 49
05 '죽음'의 조건 · 51
06 어째서 인간은 '암'으로 죽는가? · · · · · · · · · · · · · · · 55
07 치료의 목적을 이해한다 · 60

❸ 왜 암은 치료가 어려운가? **면역의 기본**

<u>01</u> 면역이 '암 치료'를 좌우한다 · 65
<u>02</u> 몸속의 이물질을 쫓아내는 고마운 면역세포 · · · · · · · · 67
<u>03</u> 면역의 싸움 · 69
<u>04</u> 놀라운 인체의 신비, 면역의 이중 구조 · · · · · · · · · · · · 72
<u>05</u> 왜 인간은 병에 걸리는가? · 79
<u>06</u> 면역은 모든 치료의 기본 · 82

❹ 면역이 암에 확실하게 작용하지 못하는 이유

<u>01</u> 암에도 면역이 반응하는가? · 89
<u>02</u> 면역이 '암' 증식을 놓치는 이유 · · · · · · · · · · · · · · · · · 92
<u>03</u> 가짜 면역을 만드는 암세포 · 98
<u>04</u> 면역을 강화하는 치료법 · 103

❺ 암 치료의 기본

<u>01</u> 암 치료 전에 알아야 할 것 · 109
<u>02</u> 표준 치료란 무엇인가? · 112
<u>03</u> 의사나 병원과의 올바른 관계는? · · · · · · · · · · · · · · · 114

❻ 암의 3대 치료

01 꼭 이해해야 할 암의 3대 치료 · · · · · · · · · · · · · · · · · · 123
02 수술 · 126
03 방사선 · 129
04 수술·방사선의 장점과 단점 · · · · · · · · · · · · · · · · · · · 133
05 항암제 · 136
06 항암제와 면역 · 142
07 항암제는 효과가 있나? · 146
08 항암제를 어떻게 받아들일 것인가? · · · · · · · · · · · · · 149
09 항암제는 표준 치료인가? · 154

❼ 치료를 통해 지향해야 할 목표

01 치료의 현실적인 목표를 잊지 말 것 · · · · · · · · · · · · · 159
02 목표는 '완치'보다 '건강하게 장수하기' · · · · · · · · · · · 165

❽ 3대 치료 이외의 암 치료

01 대체의료의 명암 · 173
02 제0의 치료법=면역요법 · 176
03 면역요법의 과제 · 178
04 대체의료와 보험 진료 · 182
05 완화치료를 유연하게 생각한다 · · · · · · · · · · · · · · · · · 186

❾ 면역력을 높여라

01 면역력을 높이는 타이밍 · 191
02 수상한 면역요법에 걸려들지 마라 · · · · · · · · · · · · · · · · · 194
03 세포를 교육해 암을 공격한다 · 197
04 열로 '암'을 발견한다 : 온열요법 · · · · · · · · · · · · · · · · · · · 200
05 '긍정'이 면역력을 높인다 · 203
06 면역력을 높이는 식품 · 206

❿ 암 치료와 심리

01 가장 아픈 곳은 마음 · 211
02 암이라는 사실을 잊어버려라 · 214
03 긍정적의 힘, 가족의 역할 · 217
04 심리가 증상을 바꾼다 · 219
05 생명 연장 못지않게 중요해진 생활의 질 · · · · · · · · · · · · 222

마치며 · 225

1 암을 알자

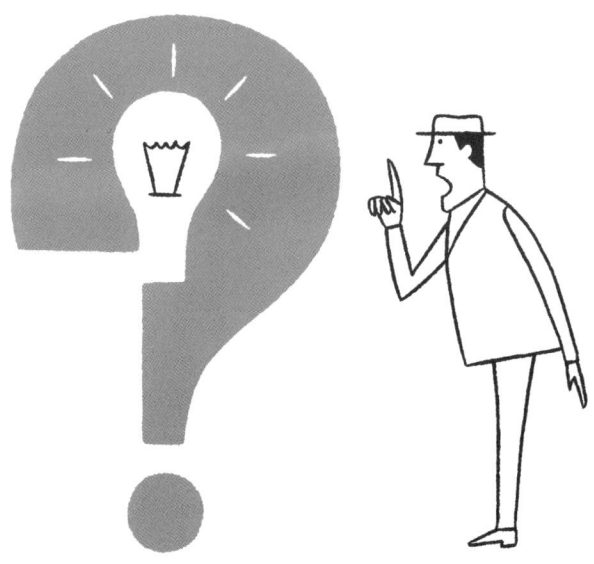

Q 왜 암이 무서운가?

잘 모르는 것에 대해서는 두려움을 갖기 때문이다.
암이라는 질병이 어떤 것인지 정말로 잘 알고 있는가?
말기의 공포스러운 상태만 머리에 그리고 있지는 않은가?
암의 실태를 알면 분명 공포심이 줄어들 것이다.

01

암은 무섭지 않다

　　　　　누구나 암이 의심된다는 말을 들었을 때의 충격은 도저히 표현할 수 없을 것이다. 가족이 암에 걸렸을 때도 마찬가지다.
　이성을 잃고 무엇을 해야 할지 모르는 혼돈 상태가 되거나 지나치게 낙담하는 경우가 대부분이다. 어째서 그런가 하면 '암 선고 = 죽음'이라 받아들이기 때문이다.
　그러나 의사로서 말하자면 불안이 앞서는 상황은 충분히 이해하지만, 당장은 그렇게까지 쇼크를 받을 필요가 없는 경우가 대부분이다.
　암이 어떤 병인지 정말로 잘 알고 있는가? TV 드라마나 영화 등에서 봤던 말기 암의 공포스러운 상태를 떠올린 것은 아닐까?
　현시대는 일본인의 3명 중 1명이 암으로 사망하고 2명에 1명이 암에 걸리는 시대다(우리나라의 경우 2016년 통계청 발표에 따르면 2015년 기준 사망 원인 1위는 암이며, 인구 10만 명당 암 사망률이 150.8명을 기록했다. 암 사망률은 폐암, 간암, 위암, 대장암, 췌장암의 순으로 높았다-옮긴이). 그러나 암이 무서운 질병이라는 막연한 이미지만 있고 그에 대해 올바른 지식을 가지고 있는 사람은 대단히 적은 것이 현실이다.

지금 중요한 것은 암이라는 병에 대해 정확한 지식을 갖는 것이다. 공포는 무지에서 비롯하기 때문이다. 역으로 말하면 공포는 지식이 확고해지면 점차 사라진다.

진행되지 않으면 암은 두렵지 않다

우선 암이 엄청난 통증을 동반한다든지 고통스러운 질병이라는 이미지가 있으나, 상당히 진행된 상태가 아니면 통증도 없고 가렵거나 하지도 않다. 대개 사람들이 선고를 받은 시점에는 아무런 증세를 느끼지 못하는 경우가 많다. 그럼에도 암이라는 소리를 듣는 순간 말기 암을 앓는 환자의 이미지를 자신에게 투영시켜 패닉에 빠져버린다.

하지만 잘 생각해보자. 암을 발견한 시점은 얼마 전이지만 몸에 암이 발생한 것은 훨씬 이전이다. 즉 한참 전부터 암이 있었음에도 알아채지 못했다는 것은 증상이 없다는 의미다.

암이 있어도 고통이 없고 식욕도 평소와 다름없으며 일상생활에 아무런 지장이 없는 경우도 드물지 않다. 통증이나 위화감 등의 증상을 호소하는 사람조차 대개 암과 직접 관계가 없는 경우가 흔하다.

많은 사람이 잘못 알고 있는 내용인데, 사실 암세포 자체엔 통증이나 고통을 일으키는 성질이 없다. 암 치료 시기에 일상생활에 지장이 있었다면 대부분은 암세포나 그 덩어리가 유발했다기보다 치료 때문인 경우가 더 많다.

즉 일반적인 암의 이미지처럼 통증으로 몸부림치고, 살이 빠지고, 원기를 잃은 상태는 암이 상당히 진행돼 치료가 불가능한 상태이거나 그에 가까운 때이다. 암세포가 처음 몸 안에 발생하고 그때부터 경과한 시간을 생각하면 이는 마지막에서도 마지막, 한 시기일 뿐이다. 따라서 치료를 받을 사람이나 한창 치료 중인 사람이 이 상태를 상상하는 것은 불안만 과도하게 부추길 뿐 전혀 의미가 없다.

이처럼 올바른 지식이 있다면 암을 필요 이상으로 두려워할 필요가 없다. 그러나 의료 관계자가 아닌 일반인이 암에 대해 제대로 된 지식을 갖기는 대단히 어렵다.

환자 중에는 자신이 암이라는 사실을 받아들이기 위해 여기저기 알아보는 사람이 있다. 그러나 요즘 세상엔 과도하게 정보가 넘쳐서 오히려 혼란만 부추기는 사례가 많다. 환자의 체험담을 참고하기도 하지만 상황이 다른 사람의 치료 내용을 맹신하는 것은 역으로 위험천만한 상황을 초래하기도 한다.

바빠서 설명을 충분히 하지 못하는 의사

직접 조사해보지만 시원하지 않자 담당의에게 이것저것 물어본다. 그러나 안타깝게도 환자 쪽에서 기대하는 수준의 대답을 듣기가 어렵다. 의사는 늘 몹시 바쁘고 암 환자는 넘치기 때문이다.

주치의는 필요하다고 판단하는 최소한의 것 정도밖에 응대해주지 않고 결국 여전히 잘 알지 못한 채 치료가 시작된다. 그리하여 결국 환자는 의문이나 불안을 안고 단지 의사가 준비해둔 길만 따라가는 경우가 대부분이다.

이때의 불안은 잘 알지 못하는 밤길을 걸을 때의 심경과 비슷할 것이다. 같은 길이라도 밝은 대낮이라면 그리 무섭지 않다. 디즈니랜드에 '스페이스 마운틴'이라는 어둠 속을 달리는 제트코스터가 있는데 이것이 만약 밝은 실외에 있다면 그렇게 스릴을 느끼지 못할 것이다.

즉 '지식'은 공포를 덜어내는 효과가 있다. 뒤에 자세히 설명하겠지만 정신적으로 위축되고 미래를 비관하는 것은 몸의 면역력을 저하시킨다.

따라서 암 선고를 받았을 때 우선적으로는 암이 무섭다는 표면적 이미지에 사로잡힐 것이 아니라 암이라고 하는 병의 실체를 바로 아는 것이 중요하다. 암이라고 하는 질병의 내용이나 과정을 정확히 이해해야만 비로소 올바른 대책을 세울 수 있다.

02

암세포의 특징 ①
암은 계속 증식한다

　　　　　　암에 대해 살인 바이러스 같은 이미지를 가지고 있는 사람이 있을 것이다. 마치 세포 그 자체에 독이 있고 이것이 사람을 좀먹는 듯한 느낌…….

　그러나 암세포 자체에 통증이나 고통을 일으키는 요인은 없다.

　암이란 한마디로 말하면 암세포라고 하는 아무런 효용성이 없는 세포가 계속 증식하는 질병이다.

　암세포는 본래 우리 몸에 존재하지 않았던 세포나 어쩌다 유전자에 문제가 중복되어 우연히 만들어진 것이다. 그런데 이것이 점점 커져 덩어리를 만들기 때문에 여러 문제가 발생한다.

　암세포에는 정상적인 세포와 다른 다음과 같은 특징이 있다.

❶ 지속적으로 증식한다.
❷ 발생 장소와 다른 장소에 전이될 수 있다.

우선 ❶의 '지속적으로 증식한다'는 성질에 대해 알아보자.

우리 몸은 육안으로 볼 수 없을 정도의 작은 세포가 엄청나게 많이 모여 형성된다. 세포 수가 어느 정도 많은가 하면 성인이 약 60조 개라고 한다.

이렇게 세포가 많지만 그 근원을 거슬러 올라가면 아버지의 정자와 어머니의 난자가 결합해 만들어진 수정란이라고 하는 단 하나의 세포이다. 이것이 어머니의 체내에서 세포 분열을 반복해 서서히 인간의 모습이 된다. 아기로 태어날 때는 이미 세포 수가 수조 개에 이른다.

잘못된 유전자 복사가 암의 시작

10대 후반이 되면 성장이 멈추고 하나의 수정란에서 계속해서 늘어난 세포가 드디어 60조 개 정도에서 멈춘다. 그러나 그 후에도 세포가 계속 분열하는 것은 변화가 없다. 그럼에도 몸을 구성하는 세포 수가 변함없이 60조 개를 유지한다. 어째서 그럴까. 여기서 기억해야 할 것이 세포에도 수명이 있어서 죽는다는 사실이다.

예를 들어 50세인 사람의 신체에 18세에 존재한 세포와 똑같은 세포가 여전히 살아 있는가 하면 실은 거의 남아 있지 않다. 인간인 우리의 수명은 몇십 년으로 길지만 인체를 구성하는 세포의 수명은 그리 길지 않기 때문이다.

그럼에도 불가사의하게 우리 몸은 몇십 년이나 외견적으로 거의 변함없이 세포가 약 60조 개 그대로이다. 이는 세포가 수명을 다해 죽어가는 것과 거의 같은 속도로 기존의 세포가 분열을 계속하기 때문이다. 이로써 우리 몸이 기본적으로 같은 모양을 유지하는 것이다.

죽은 세포는 노폐물로 배출된다. 피부 표면의 세포라면 때로 몸에서 떨어져 나간다. 그러나 그와 동시에 새로운 피부 세포가 안에서 새롭게 생성된다. 세포 수명이 다해 때로 배출되는 속도와, 새 세포가 피부 안에서 생성되는 속도가 같아서 양자가 균형을 이루기 때문에 피부가 극단적으로 두꺼워지거나 얇아지지 않는다.

이는 위, 간장, 폐 등 체내 어디나 마찬가지다. 신체 내부의 세포 교체는 눈에 보이지 않는 몸 안에서 이루어지므로 피부의 때처럼 드러나지 않을 뿐이다.

이처럼 세포가 교체돼도 우리의 외견이 다른 사람처럼 변하지 않는 것은 세포가 새롭게 만들어질 때마다 오래된 세포의 유전자를 그대로 복제하기 때문이다. 유전자는 세포 속에 구축된 정보이며, 그 사람만의 모양을 만드는 인체 설계도와 같다. 우리는 단 한 개의 수정란으로 시작해 아기로 태어나, 성장하고, 죽을 때까지 셀 수 없을 정도로 자주 세포 분열이라고 하는 '유전자 복제'를 반복한다.

그러나 간혹 유전자를 복제할 때 문제가 발생한다. 유전자라고 하는 인체 설계도에는 세포 분열로 새 세포가 태어나는 주기도 기입되어 있는데, 세포가 유전자를 복제할 때 어쩌다 그 부분의 정보를 잘못 옮겨와 '기존의 세포가 아직 죽지 않았는데도 새 세포가 생성되는' 성질을 가졌다고 상상해보자.

예를 들면 세포 교체 주기는 4주인데 유전자 복제 미스로 4주가 아니라 단 4일 만에 새로운 세포가 생겨난다고 하자.

계속 증식하는 세포

세포가 분열해 늘어나는 속도와 수명이 다하는 주기가 같으면 교체되어도 계속 하나인 채로 세포가 유지되지만, 잘못 복제된 이 비정상 세포는 4일 후 2개가 된다. 원세포는 본래의 수명인 4주가 아직 되지 않았으므로 여전히 살아 있는데 새 세포가 만들어졌기 때문이다. 따라서 2개의 세포가 동시에 존재하게 된다.

이런 상태로 가면 8일째는 각각 2개씩 늘어 합계 4개가 된다. 다시 4일이 지나면 각각 2개씩이 되어 잘못된 세포가 8개로 늘어난다. 이처럼 문제의 세포가 배, 배, 배로 점점 많아지므로 초기의 원세포가 수명을 다하는 4주째에는 이미 문제의 총 세포 수가 128개로 불어나 있다.

이처럼 문제의 세포는 '수명을 다해 죽기 전에 수없이 분열을 지속해 계속 증식하는' 성질을 가지고 있다. 이것이 '지속적으로 증식한다'는 암의 특징이다.

잘못된 세포가 계속해서 늘어나면 덩어리가 형성된다. 이처럼 세포가 모여 덩어리가 된 것을 '종양이 생겼다'고 말한다. 그러나 종양이 생기는 것만으로는 암이라 할 수 없다. 보통 암이라고 하면 '악성'

암세포는 계속 증식한다

암세포
=
비정상 세포

수명이 다해
죽기 전에
수차례 분열한다

수명

암세포 덩어리가
신체 기능을 저해한다

정상 세포

분열과 동시에
수명이 다해
세포 수는 변함없다

수명

1. 암을 알자 • 23

종양만 가리킨다. 이 '악성'이라고 하는 의미는 다음에 설명하는 암세포가 가진 또 하나의 특징, 즉 전이되는 성질이다.

03

암세포의 특징 ②
암은 전이된다

　　　　　　잘못된 세포가 계속 늘어나는 것이 암의 특징이나 이것만으로는 무서운 질병이라 할 수 없다. 단순한 세포 덩어리라면 수술이나 레이저로 떼어내면 끝난다.

　그러나 암은 또 한 가지 다른 특징이 있다. 바로 '신체의 다른 장소에 **침윤**(번지며 증식하는 것)하거나 전이될 수 있다'는 성질이다. 이 특수한 성질이 없으면 양성종양, 나타나면 악성종양이 된다. 악성종양이 바로 '암'이다.

　정상적인 세포는 그 세포가 본래 있어야 할 곳에서만 생존이 가능하다. 대장 세포는 간장에서 살 수 없으며 폐 세포는 뇌나 뼛속에서 살 수 없다.

우리 몸을 만들고 있는 세포는 원래 단 하나의 세포(아버지와 어머니의 수정란)에서 만들어졌으나 태아기에 일단 뼈나 내장 세포가 되면 되돌릴 수 없다. 예를 들어 근육이 된 세포는 몇 차례 세포 분열을 해도 근육세포 그대로이고 다른 장기가 될 수 없다.

우리 피부 세포를 채취해 간장에 이식해도 피부 세포는 간장에 붙어 살아가지 못한다. 나의 대장 세포를 폐에 붙여놓거나, 유방 세포를 뼈에 이식한다 해도 결국 떨어져 나가 죽어버린다.

예외적으로 화상의 피부 이식이나 협심증 우회 수술과 같은 것이 있다. 이는 피부를 다른 피부로, 혈관을 다른 혈관으로 같은 조직끼리 이식하기 때문에 가능하다.

이런 케이스를 예외로 하면 인간 세포는 원래 있던 곳을 떠나서는 기본적으로 살지 못한다. 그러나 암세포만은 다른 곳으로 옮겨도 그 장기에 달라붙어 계속 살아남는 능력을 가지고 있다.

암세포는 죽는 주기보다 형성되는 주기가 빠르므로 세포가 늘어나 덩어리로 자라난다. 따라서 본래 있던 장소보다 바깥쪽의 다른 조직에 침투해 증식하기도 한다. 또 이렇게 늘어나는 과정에서 혈관이나 림프관에 침투하면 그 일부가 혈액이나 림프액을 타고 이동해 어딘가 다른 장기에 붙어 정착할 수 있다.

이것이 정상적인 세포라면 본래 있어야 할 자리가 아니므로 바로 죽어버리지만 암세포는 침윤된 이웃 장기나 혈관 또는 림프관을 통해 새롭게 정착한 장기에서도 계속 증식해 덩어리를 만들게 된다. 이것이 '암이 침윤한다' '암이 전이된다'는 의미이다.

암세포와 정상 세포의 차이

암세포의 두 가지 특수한 성질

1
지속적으로
증식하는
성질

세포가 죽는 것보다
새로 형성되는
속도가 빨라
계속 늘어난다

2
전이 가능한
성질

다른 장기에
이동해서도
살아남는다

위 두 가지 성질을 가진 세포
=
암세포

04

전이의 실태

 이상과 같이 암이란 우리의 몸 안에 본래는 없던 세포가 우연히 만들어져, 그것의 수가 점점 늘어나고, 그뿐 아니라 본래의 장소와 다른 곳으로도 옮겨 계속 생성되는 질병이다.
 단, 암세포가 어떤 장기에나 붙어 살아남는가 하면 그렇지는 않다. 암세포에 따라서는 간장에는 달라붙지만 뼈에는 붙지 않는다든지, 폐와 뇌에는 잘 생존하지만 간장에서는 살아남지 못하는 경우도 있다.
 그 차이는 암세포에 어느 정도 유전자 변이가 일어났는가 하는 것에 기인한다. 유전자 변이는 천차만별이라 어느 장기에 전이되는가를 확실하게 예측하기가 매우 어렵다. 다만 암이 어디에 쉽게 전이되는가를 이제까지의 통계 데이터나 경험치로 추정하는 것은 가능하다.

수술 후 '암이 재발했다'는 선고를 받는 경우가 있다. 재발이라고 하면 새로운 암세포가 발생했다고 오해하는 사람도 있는데 실은 수술 당시엔 보이지 않던 곳에 암세포가 남아 있었다든지 혈관이나 림프관을 통해 이동한 암세포가 커져서 나타난 것이다.

암 수술을 하는 과정에서 어쩌다 암이 있던 장기 바깥쪽에 떨어진 암세포가 자라나 배나 가슴 안쪽에 덩어리가 생성되는 경우가 극히 드물게 발생하기도 하지만, 재발한 암의 대다수는 이미 수술 전에 혈관이나 림프관을 통해 전이된 것이다.

혈액이나 림프액으로 전이되는 경우

어째서 이 같은 일이 벌어지는가 하면 수술을 통해 육안으로 보이는 암을 제거해도 혈액이나 림프액 속에 암세포가 들어가 체내를 돌 수 있기 때문이다.

그러나 수술하는 단계에서는 CT나 MRI로 확인할 수 있는 크기의 암이 없으면 '암이 전이되지 않았다'고 판단한다. 현재 의료 기술로는 암 덩어리가 최저 5mm 정도가 되지 않으면 확인이 매우 어렵다.

최근에는 혈액을 순환하는 암세포를 검사하는 기기도 있으나 이것으로도 어딘가에 달라붙어서 일정 크기가 되지 않으면 '전이 중'이라는 진단을 내리기 어려우며, 한편 순환하는 암세포가 있다 해도 반드시 어딘가 장기에 전이된다고 단언하기가 어렵다.

다만 그 암이 진행해온 경위나 혈액 또는 림프액의 흐름을 참고해 암세포가 흘러갈 가능성이 높은 장기를 추측할 수는 있다. 예를 들면 위, 대장, 췌장에 있는 혈관(정맥)의 흐름은 대부분 간장을 향하고 있는 경우가 많다.

즉 위암, 대장암, 췌장암 등의 경우 간장이라는 장기를 한 번 통과하므로 암세포가 간장에 달라붙을 위험이 다른 장기보다 높다.

그러나 그 암세포에 간장에서 생존할 수 있는 성질이 없다면 설령 간장에 물리적으로 달라붙었다 해도 계속 살지는 못한다. 생착(生着)해 덩어리를 만들지 않으면 전이는 이뤄지지 않는다. 반대로 간장에서 살 수 있는 성질을 가지고 있다면 세포는 계속 늘어난다. 그리고 CT나 초음파로 확인 가능할 정도로 덩어리가 커지면 간장에 전이되었다고 판명하는 것이다.

그러므로 어느 장기에 전이되기 쉬운지는 그 사람에게 발견된 암세포의 성질에 따라 달라진다. '대장암이므로'라든지 '위암이니까'라는 식으로 발생한 장기에 따라 전이되는 곳이 결정되는 것이 아니다.

05

어째서 고령자는 암에 잘 걸리는가?

이미 설명한 바와 같이 암이 생기는 원인은 기존의 세포에서 새 세포로 유전자를 복제할 때 유전자 일부에 잘못된 정보가 입력되어 문제가 발생하기 때문이다.

새 세포는 기존 세포가 가진 유전자 정보를 완전히 그대로 받아서 잇는다.

하나의 세포에는 놀라울 정도로 많은 유전자 정보가 빼곡히 들어 있고 이 유전자 정보를 똑같이 베껴야 하지만 완벽하게 복사하는 일은 대단히 어렵다. 설령 공산품이라 해도 불량품 제로 생산이 불가능한 것처럼 문제는 반드시 일어난다. 이처럼 유전자를 잘못 복제하는 것을 우리는 '유전자 돌연변이'라 부른다.

물론 이런 문제가 빈번히 일어나는 것은 아니다. 세포 하나하나를 보자면 우리가 교통사고를 당하는 것보다 훨씬 확률이 낮다.

그러나 우리 신체를 구성하는 세포 수는 전체 약 60조 개나 되고 매일 수백억 개, 수천억 개 수준으로 새로운 세포가 생성된다. 그때마다 세포 분열이 일어나는 것이므로 일정 비율로 유전자 정보를 잘못 복사한 세포가 생긴다 해도 그리 놀랄 일은 아닐 것이다.

다만 유전자 정보를 제대로 옮기지 못했다고 해서 그 세포가 모두 암세포가 되지는 않는다. 앞에서도 설명했듯 암세포의 특징은 계속 증식하는 성질과 변이되는 성질을 동시에 갖고 있다. 이 두 가지 성질을 동시에 갖지 못한 경우, 이 세포는 다른 정상 세포와 마찬가지로 수명이 다하면 죽는다.

왜 매운 음식을 먹으면 암에 걸리기 쉬운가?

이처럼 암세포란 우연에 우연이 겹쳐 어쩌다 암이 되는 성질을 획득한 것이다. 암이 되는 확률은 그리 높지 않으나 세포 분열의 기회가 많으면 많을수록 문제가 일어날 확률이 높아진다. 즉 나이를 먹으면 먹을수록 세포 분열의 횟수가 증가하므로 어쨌든 문제가 발생하고 암이 될 확률이 높아지는 것이다.

노화 이외에도 세포 분열의 횟수를 과도하게 늘리는 것은 암의 원인이 된다. 즉 세포 기능을 빈번하게 떨어뜨리면 우리 몸은 새로운 세포를 만들어야 하므로 세포 분열 횟수가 늘어나 결과적으로 암에 걸릴 확률도 높아진다.

예를 들어 매운 것이나 자극적인 것을 너무 많이 먹으면 강한 자극이 식도 점막을 손상시키므로 이를 회복하기 위해 식도의 세포 분열 횟수가 늘어난다. 그 결과 식도암의 위험이 높아질 수 있다.

또 '변비인 사람은 대장암에 걸릴 위험성이 높다'든지 '과도하게 햇볕에 그을리면 피부암에 걸리기 쉽다'고 하는데 이것도 세포 분열의 횟수가 늘어남으로써 암이 생길 확률이 높아지는 것을 원인의 하나로 본다. 이 같은 추정 요인이 없어도 사실 유전자 문제는 일상생활의 신진대사에서도 우연히 일어나므로 보통의 생활을 하는 사람에게도 암은 발생한다.

그러나 뭐니 뭐니 해도 잘못된 유전자 복제 문제를 일으키는 가장 크고 확실한 원인은 방사선이다. 방사선은 유전자를 손상시키므로 방사선을 대량으로 쏘이면 치명적으로 위험하다.

방사선은 자연계에 어디든 존재하므로 완전히 없앨 수는 없다. 그럼에도 방사선에 노출되는 양을 가급적 최소화하기 위해 현재 의료계에서 사용하는 방사선의 안전기준이 제한되어 있다.

어쨌든 암이 우연히 발생할 수 있는 이상 아무리 예방해도 완벽히 막을 수는 없다. 암의 발생 이유를 따져본들 암이 사라지지는 않는다. 중요한 것은 암에 걸린 현실을 받아들이고 대책을 세우는 것이다.

2

왜 암으로 죽는가?

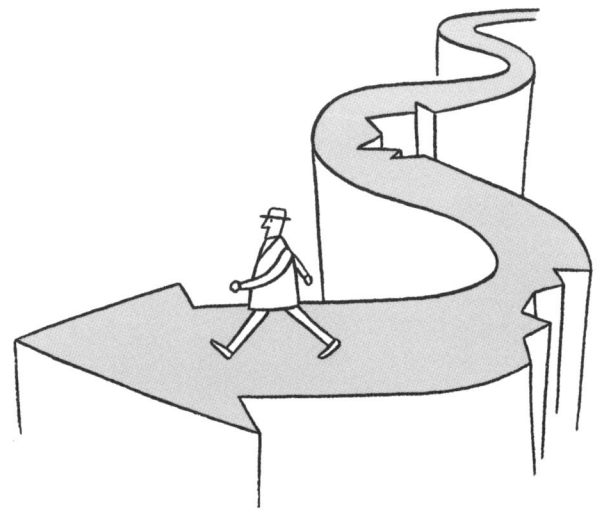

Q 어째서 암은 '죽음'과 연결되는가?

암의 대표적 이미지는 '죽음에 이르는 불치병'일 것이다. 그러나 암이 생겼다고 해서 반드시 죽는 것은 아니다. 죽음에 이르는 데는 조건이 필요하며 그 조건이 충족되지 않으면 **아무리 암이 진행되었다고 해도 생명을 잃지는 않는다.**

01

암은 치료 과정에서
통증이 발생한다

우리는 암에 대해 '불치의 병'이라든지 '죽음에 이르는 병'과 같은 이미지를 가지고 있다. 그렇기 때문에 "암입니다"라는 말을 들으면 마치 죽음을 선고받은 양 깊이 상심하고 우울해하는데 이는 올바른 지식이 없기 때문이다. '암으로 죽는다'는 상황을 조금 자세히 이해할 필요가 있다.

분명 암은 쉽게 치료되는 병이 아니다. 그럼에도 암이 원인이 되어 죽음에 이르는 데는 분명한 조건이 있다. 이를 충족하지 못하면 아무리 암이 진행되어도 생명을 잃지 않는다. 이번 장에서는 그 문제에 대해 알아본다.

우선 암이라고 하는 병은 일반 병과 다른 점이 몇 가지 있다.

암 이외의 병으로 병원을 찾을 때를 떠올려보자. 우리가 병원에 갈 때는 대부분의 경우 머리가 아프다든지 배가 아프다든지 몸 어딘가 불편을 느꼈기 때문이다. 즉 뭔가 증상이 있어서 이를 해소하기 위해 병원에 가서 치료를 받는 것이다. 그리고 증상이 사라지면 병이 나았다고 판단해 치료를 종료한다.

그러나 암의 경우는 이 패턴이 적용되지 않는 경우가 대단히 많다. 물론 뭔가 증상을 느껴 암을 발견한 사람도 있지만 암 환자 중에는 증상이 전혀 없었던 사람이 꽤 많다. 또 증상이 사라졌다 해서 암이 치료되었다고 진단하지도 않는다.

암 환자에게 흔한 경우는 회사나 국가에서 실시하는 정기검진이나 개인적인 정밀 건강검진을 받아보니 증상이 전혀 없었는데도 큰 병원에 가보라는 결과를 받는 패턴이다. 큰 병원에서 검진을 받으니 암이라는 진단이 나와 우왕좌왕하는 사이에 수술이나 항암 치료를 하고 있다.

수술에는 아픔이 따르고, 수술 직후엔 여러 개의 관이 몸에 붙어 있어 부자연스러우며, 수술 내용에 따라서는 정상적인 신체 기능을 부분적으로 잃는 경우도 있다.

대장암이라면 인공항문을 부착한다. 위암 수술을 하면 퇴원 후에도 한동안 음식물이 더부룩하게 느껴질 수 있다. 항암제 치료를 받으면 식욕이 줄고 기운이 없으며 머리카락이 빠진다든지 전신에 권태감이 몰려오는 경험을 할 수 있다.

그래서 암이 힘든 질병이라 생각하지만 잘 생각해보면 **통증이나 불**

편함 등 힘들게 느껴지는 증상은 질병이 진행됐기 때문이 아니라 치료하고 있기 때문이다. 치료함으로써 증상이 사라지는 것이 아니라 역으로 고통을 느끼게 되는 것이므로 이 역시 일반 질병과는 상당히 다르다고 해야 할 것이다.

02

암 자체엔 증상이 없다

암은 '극심한 고통을 동반하는 질병'이라는 이미지를 사람들 대부분이 가지고 있다.

그러나 이는 꼭 맞는 것은 아니며, 암 자체에 독이 있어서 통증을 유발하는 등의 일은 없다. 암세포는 그저 세포일 뿐이다. 몸 안쪽에서 비틀어댄다든지 침같이 찌르는 경우도 없다. 암이 진행돼 통증이나 위화감 등의 증상을 느낄 수는 있으나 이는 암세포 하나가 일으키는 것이 아니라 암세포가 모여 덩어리가 만들어진 것이 원인이다.

암세포가 증상과 직접 관련이 없는 예로서 복통으로 병원에 갔더니 위암이라는 진단을 받았다고 하자. 이럴 때 대개 '위암 때문에 배가 아팠다'고 생각하기 쉽다. 그러나 조사해보면 암이 진행되는 동시에 위궤양이나 위염을 앓는 경우도 있다. 이 경우 통증은 대부분 위염이나 위궤양이 원인이다. 본격적인 암 치료를 하기 전에 위궤양 약을 쓰면 통증이 사라진다.

마찬가지로 복통이나 변비로 인해 직장암을 발견하는 사람도 있다. 그러나 암세포가 복통이나 변비를 일으키는 것은 아니다. 그럼 어째서 이런 증상이 나타나는가 하면 직장에 암세포가 모여 생긴 덩어리가 있어서 변의 출구가 가늘고 좁아졌기 때문이다. 출구가 좁아져 변이 잘 나오지 못하면 변비라 느낄 것이고, 대장이 변을 내보내려고 열심히 대장을 움직이면 이를 복통이라 느낄 것이다.

통증은 암 때문이 아니다

또 대장암에 걸리면 설사와 변비를 반복하는 증상이 나타나기도 한다. 암 덩어리가 변의 흐름을 막고 있으면 딱딱하게 굳은 변이 걸려서 잘 나오지 못한다. 이 상태를 변비라 느낀다. 한편 수분이 있는 연한 변이라면 출구가 좁아져도 좁은 틈으로 잘 배출되는데 환자는 단지 부드러운 변이 나오는 것밖에 느끼지 못하므로 '최근에 설사가 계속된다'고 생각하는 것이다.

이때의 변비와 설사는 암세포가 있기 때문에 일어났다기보다 단순히 물리적인 덩어리가 출구를 가로막기 때문에 발생했다고 보는 것이 정확할 것이다. 만약 그 자리에 암세포 덩어리가 없더라도 출구가 좁아져 있으면 똑같은 증상이 나타난다. 대장암 검사 전에 설사약을 이용해 대장을 비우면 일시적으로 변비나 설사 같은 증상이 사라지는 경우도 있다. 그렇다고 해서 암이 치료된 것은 아니다.

또 하나 예를 들면 췌장 안에 췌관이라는 관이 있는데 이 관 안이나 주위에 암이 생기면 췌관을 흐르는 췌액의 흐름이 서서히 막혀버린다. 췌액이란 장에서 음식물을 분해해 흡수하기 좋게 하기 위해 방출되는 단백질 분해 효소를 다량 함유한 소화액이다.

이 췌액이 췌관을 타고 장으로 나가려 하는데 암 덩어리가 그 흐름을 막아버리면 췌액이 압력에 밀려 췌액을 만들어낸 췌장 조직 쪽으로 역류해, 가지고 있던 단백질 분해 효소로 파괴하기 시작한다. 이것은 췌염이라는 질병과 같은 증상으로, 등이나 여러 부위에 통증을 동반하기도 한다.

이 통증은 췌액의 흐름이 막혀 역류한 것이 원인이므로 췌관을 막고 있는 것이 암세포 덩어리가 아니라 다른 것이어도 췌관이 막히면 똑같은 증상이 나타난다. 예를 들면 알코올을 과하게 마시는 사람은 '췌석'이라고 해서 췌관에 돌이 생겨 막히는 경우가 있는데, 이는 어디까지나 췌액이 막히는 것으로 췌염의 통증이 발생한다.

즉 암 때문에 통증이나 컨디션 저하 등의 증상이 나타나는 경우는 암세포 그 자체가 유발했다기보다 암세포 덩어리가 증상을 일으키는 장소에 만들어진 것이 원인이라 할 수 있다.

이를 돌려 말하면 아무리 암이 커져도 덩어리가 있는 장소에 따라서는 전혀 증상이 나타나지 않을 수 있다는 얘기다. 따라서 증상을 일으킨 덩어리가 암 치료로 작아지거나 제거되면 증상은 사라진다(그러나 만약 전체적으로 암세포의 크기가 줄어 치료 효과가 있다고 판단돼도 증상을 일

암이라고 하는 병

암이란 무엇인가?
=
암세포라고 하는 쓸모없는 세포가 계속 늘어나는 질병

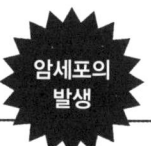

| 세포 유전자 정보에 **어쩌다** 문제가 발생한다 |

▼

| 발생한 암세포가 **점점 늘어나 덩어리를 만든다** |

▼

| 암세포 덩어리가 몸 여러 곳에서 **기능을 방해한다.** 심각한 증상을 유발한다 |

으키는 부위의 덩어리가 작아지지 않으면 위치에 따라서는 증상이 경감되지 않는 경우도 있다).

환자 입장에서는 암 치료 효과 여부도 중요하지만 증상이 따르는 경우는 이것을 없애는 문제도 대단히 중요하다. 경우에 따라서는 암 치료보다 증상을 경감시키는 치료가 우선할 수도 있다.

03

왜 암에 많이 걸리는가?

우리가 암 진단에 쇼크를 받는 가장 큰 이유는 암으로 인해 죽는 사람이 많기 때문이다. 실제로 매년 사망 원인 1위는 암이다. 이것이 '암'에 대한 공포심을 갖게 만드는 큰 이유일 것이다.

그렇다면 어째서 이렇게 암으로 사망하는 사람이 많을까? 식생활 내용이 과거에 비해 나빠졌기 때문일까? 아니면 스트레스가 많기 때문에? 그럴지도 모른다. 그러나 좀 더 확실한 원인이 있다.

암이 발생하는 것은 세포 분열 시 유전자 복사에 문제가 일어나기 때문이다. 우리가 오래 살면 살수록 세포 분열의 횟수가 늘어난다. 그만큼 유전자에 문제가 일어날 가능성도 높아지고 암이 될 확률이 커진다. 따라서 노인이 될수록 암에 걸릴 확률이 높아지는 것이다.

바야흐로 우리나라도 이제는 100세 시대를 앞둔 장수국으로 진입하고 있다. 암으로 사망하는 사람이 많은 것은 바꿔 말하면 그만큼 장수하기 때문이다. 암에 걸려도 이상하지 않은 연령대의 비율이 점점 높아지고 있는 것이다.

더불어 암이 많은 또 한 가지 이유는 의료 기술이 대단히 발달했다는 점이다.

모순된 말인 듯하지만 의료 기술이 발달할수록 암 이외 질병으로 사망하는 케이스가 줄어든다.

여러분 주위에도 고혈압이나 콜레스테롤을 신경 쓰면서 식단을 짜거나 약을 복용하는 사람이 많을 것이다.

이렇게 평소 건강을 돌보면서 과거에 높은 비중을 차지하던 뇌졸중이나 심근경색 등으로 사망하는 사람이 줄었다. 따라서 상대적으로 암으로 사망하는 사람의 비율이 높아진 것이다.

또 의료 기술의 발달로 이전이라면 암이라는 사실도 모르고 사망했을 사람도 이제는 암 진단을 받는 케이스가 늘어났다.

오늘날은 국가적 사회보장의 일환으로 건강검진이 보편화되었고, 이에 더해 독자적으로 종합건강검진을 받는 사람도 늘고 있다. 의료보험제도 덕분에 누구나 쉽게 병원을 찾을 수 있으니 조기에 작은 증상으로 검사를 받은 뒤 암을 발견하는 일이 증가하고 있다.

여기에 과거엔 노쇠라는 사인으로 진단한 것을 오늘날엔 암을 발견해 암에 의한 사망으로 분류하는 케이스도 많아졌을 것이다.

이상과 같은 원인이 암 사망률이 높은 이유일 것이다.

가장 높은 사망 원인은 암

【사망 원인】

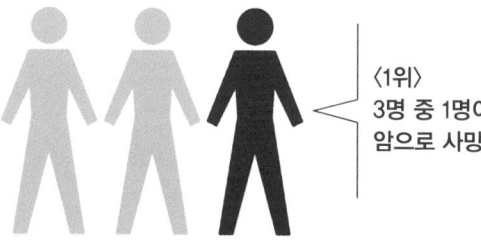

⟨1위⟩
3명 중 1명이
암으로 사망

【암 이환율】

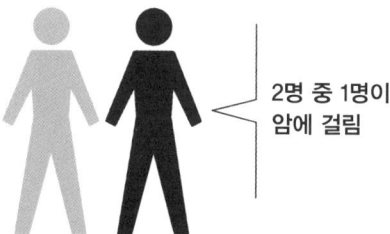

2명 중 1명이
암에 걸림

왜 이렇게 암으로 죽는 사람이나
암 환자가 많을까?

암 환자나 암 사인의 비율이 높은 이유

①
장수 국가이기 때문

▼

**연령이 높을수록
암에 걸릴 확률이 높아진다**

②
의료 기술이 발달했기 때문

▼

- 다른 질병으로는 사망까지 가지 않는다
- 암 발견이 용이해졌다

04

어째서 인간은 '암'을 두려워하는가?

암이 두렵지 않은 사람은 없을 것이다. 우리가 암을 두려워하는 것은 '암에 걸리면 죽는다'는 것을 강렬하게 의식하기 때문이다. 그러나 암에 걸리든 걸리지 않든 죽지 않는 인간은 없다. 우리는 누구나 영원히 살 수 없다는 사실을 알고 있다.

많은 사람에게 '몇 살 정도까지 살고 싶은가?' 하고 물어보면 '부모님이 돌아가신 나이는 넘기고 싶다'든지 '평균수명 정도'라는 등 의외로 욕심이 없는 대답이 돌아온다. 그러나 막상 그 목표 연령에 가깝거나 넘겼어도 '이제 충분히 살았으니 언제 죽어도 괜찮다'고 말하는 사람은 드물다. 자신의 몸에 이상이 없으면 죽는다는 상황을 상상하지 못하기 때문일 것이다.

그런데 인간은 암과 같이 큰 질병에 걸린 순간 강렬하게 '죽음을 맞이할지 모른다'는 사실을 의식하기 시작한다. 설령 자신이 상정한 목표 연령을 이미 넘겼어도 대부분의 사람은 갑작스레 초조해한다.

이때 환자는 '죽는다'는 것이 어떤 것인지, 잘 알지 못한 채 본능적인 공포감에 빠진다.

과거엔 연로한 노인을 집에서 간호하는 것이 당연한 일이었으므로 사람이 죽는 것을 경험할 기회가 많았다. 그러나 오늘날은 부모나 조부모와 떨어져 사는 사람이 많다. 그래서 '죽음'이 어떤 것인지 피부에 잘 와닿지 않는다.

암이라는 의사의 진단을 받았어도 현재 일상적으로 생활하는 자신이 어떤 과정을 거쳐 죽음을 맞이하는지 상상조차 되지 않기 때문에 공포심은 한층 높아진다.

그러나 이를 역으로 말하면 이 상황을 이해하면 공포심은 줄어들게 된다. 다소 두렵겠지만 죽음이란 어떤 것인지, 육체 변화라는 측면에서 정리해보도록 하자.

'죽음'이라는 것은 단적으로 말해 '사는 것이 불가능한' 상태이다. 즉 생명을 유지할 수 없는 상태임을 의미한다.

생명을 유지하지 못하는 상황이 닥치기까지 몇 가지 조건이 맞아야 한다. 암이든 아니든 그 조건이 되면 생명을 유지할 수 없으며 최종적으로 목숨을 잃게 된다. 다음 장에서 생명 유지가 어려워지는 과정을 살펴본다.

05

'죽음'의 조건

우리는 새끼손가락 끝의 작은 부분이라도 상처가 나면 아프고, 내 맘대로 움직이지 못하면 불편을 느낀다. 몸 어디든 자신에게는 중요한 일부이다. 그러나 생존의 조건이라는 관점에서 보면 인간의 신체는 살기 위해 절대 필요한 부분과 반드시 그렇지는 않은 부분으로 나뉜다.

예를 들어 눈을 잃는다든지 혹은 오른팔을 잃으면 어떨까? 대단히 불편하고 부자연스럽지만 이로 인해 목숨을 잃지는 않는다. 여성이 자궁을 잃는 것도 물론 큰일이지만 생명 유지에는 관계없다. 남성이 전립선을 잃어도 죽지는 않는다.

그러나 심장이나 뇌, 간장이나 폐, 신장이 기능하지 않으면 어떻까? 이것은 생명체가 살아가는 데 필수 불가결한 기능을 잃는 것이며 더 이상 살아갈 수가 없다. 살기 위해 필수 불가결한 장기나 기관 중 단 하나만이라도 잃으면 우리는 생명을 유지하기 위한 기능을 잃으며, 이는 곧 죽음을 의미한다.

그러나 생명에 절대 필요한 장기나 기관이 순식간에 전 기능을 잃는 일은 교통사고와 같은 상황이 일어나지 않는 한 일반적이지 않다. 통상적으로 이들 장기의 기능은 어떤 원인으로 서서히 떨어지게 된다.

그 어떤 원인이라 하면 대부분의 경우 각종 질병이다. 중요한 장기 기능이 생명 유지가 힘든 최저 마지노선을 넘겨서 떨어지면 '생명을 유지할 수 없는 상태', 즉 죽음을 맞이한다.

예를 들어 폐에 세균이 만연해 폐렴이 심해지면 기능이 저하된다. 폐렴 진행 상황에 따라서는 생명 유지에 최소로 필요한 폐의 기능보다 더 떨어지는 상태가 될 수도 있다. 이것이 호흡부전이라는 상태로, 죽음의 이유가 된다.

또 바이러스성 간염이나 과음으로 간 기능이 저하되는 경우도 있다. 생명을 유지하기 힘든 레벨까지 기능이 저하되면 간부전이라 불리는 죽음의 원인이 된다.

장기도 나이와 더불어 쇠퇴한다

따라서 이들 장기가 단 하나만이라도 생명을 유지하기 힘들 정도로 기능 저하를 일으키면 원인이 교통사고든, 알코올 과다든, 감염증이든 관계없이 목숨을 잃게 된다.

노화로 인한 죽음도 마찬가지로 설명할 수 있다. 지금 자기 손 피부를 한번 살펴보자. 젊었을 때에 비하면 주름이 많고 수분도 빠져나갔을 것이다. 그런데 아기 손은 주름살 하나 없이 탱탱하고 수분도 가득 찬 듯한 느낌이 든다.

누구나 태어났을 때는 이런 피부를 가지고 있었다. 손 피부만 봐도 시간과 더불어 변화하는 것을 실감할 테지만, 이 같은 변화가 몸 표면에만 일어나는 것은 아니다. 우리 몸을 만드는 조직이 하나같이 모두 동일한 상태다.

나이와 더불어 피부 탄력이 사라지고 주름이 생기듯 뇌도, 심장도, 간장도, 폐도 기능이 조금씩 저하돼 약해진다. 이는 곧 생존을 위해 절대 필요한 장기나 기관의 기능이 시간이 지남에 따라 천천히 저하되고 있다는 의미다.

어느 장기가 먼저 기능이 저하되는지, 기능 저하의 속도가 늦은지 빠른지는 사람에 따라 다르다. 선척적인 요인도 있을 것이며, 지금까지 살아온 환경에 따라서도 달라진다. 그러나 어쨌든 확실히 어딘가의 장기나 기관이 생존을 위한 최저한의 기능을 유지하지 못하는 때가 온다. 보통은 그 시기가 70대부터 90대 정도가 되는 것이다.

이유야 어찌 되었든 우리 몸의 중요한 장기나 기관이 살아가는 데 필요한 최저한도의 기능을 유지하지 못하는 때, 이것이 바로 '죽음의 순간'이다.

그러나 만약 어떤 처치를 해 기능 저하가 최저한의 선 밑으로 떨어지는 것을 회피할 수 있다면 목숨을 잃을 이유가 사라진다.

가령 교통사고로 출혈 과다가 되었더라도 체내에 남아 있는 혈액이 생명을 유지할 수 있는 최소한의 양(보통은 전체 혈액량의 1/3을 잃으면 생명을 유지할 수 없다고 한다)에 달하기 전에 출혈을 막고 수혈해서 최악의 상태를 피할 수 있다면 죽지는 않는다. 혹은 급성간염이 되더라도 간이 최저한의 기능 아래로 떨어지기 전에 염증을 막을 수 있다면 죽음까지는 가지 않고 간장 기능이 자연스럽게 회복되기를 기다리면 된다.

주요 장기의 기능 부전이 죽음을 유발한다

더 나아가 말하자면 의료 기술 발달로 최저 기능 아래로 떨어져도 생명을 유지할 수 있는 경우가 늘고 있다. 예를 들면 오늘날은 신장의 기능을 상당 부분 잃어도 필요에 따라 인공투석을 해 생명을 유지할 수 있다. 또 인슐린(호르몬의 일종)을 공급하는 췌장의 기능이 떨어져도 주사로 인슐린을 보충함으로써 생명을 유지할 수 있다. 가까운 장래에 인공 심장이 한층 정교하게 개발되어 빈번히 사용되면 심장 기능 부전으로 사망하는 일도 줄 것이다.

그러나 뇌나 혈액, 간장, 폐 등은 유감스럽게도 현재의 의학으로 보조하는 것이 대단히 어렵다. 이런 주요 장기가 기능 부전이 되면 생명을 유지하지 못하고 죽게 된다.

다만 현재 장기이식이나 iPS세포 등의 재생의학이 주목받고 있다. 이것들이 발전하면 현 단계에서는 대체하기 힘든 장기 기능을 보조할 수 있게 되어 죽음의 요인도 점점 줄어들 것이다.

06

어째서 인간은
'암'으로 죽는가?

　　　　　질병으로 사망하는 경우, 중요한 장기가 손상되는 속도가 교통사고처럼 순식간에 떨어지지는 않는다. 보통은 점진적이며 급박하게 사망에 이르는 경우는 매우 드물다. 암의 경우도 생명을 유지하기 어려운 이유를 충족하지 못하면 아무리 상태가 진행되어도 죽음에는 이르지 않는다. 많은 사람이 암이 진행하면 확실히 죽음에 가까워진다고 생각하지만, 사망의 조건에 해당되지 않으면 절대로 죽지 않는다.

　그렇다면 암의 진행으로 사망에 이르는 이유는 무엇인지, 예를 들어 살펴보자.

　뼈에서 발생하는 암을 골육종이라 한다. 어딘가 다른 곳에서 생긴 암이 뼈로 이동한 것이 아니라 어디까지나 뼈세포가 암화되어 뼈에서 덩어리를 만든 것이다. 이 뼈의 암이 진행되면 어떻게 될까.

뼈에 생긴 암은 증식하면서 부풀어 오른다. 뼈를 덮고 있는 골막을 자극해 정상적인 뼈를 파괴하면서 커지므로 통증을 동반할 수 있다.

그러나 그것만으로는 죽음에 이르지 않는다. 뼈는 골격을 유지하는 필수 요소이나 생존에 절대적인 장기는 아니다. 그렇다면 골육종 환자는 뼈에 생긴 암이 커져도 바로 죽지는 않는다.

암이 전이되는 것만으로는 죽지 않는다

골육종 환자가 생명을 위협하는 상황에 이르는 것은 폐나 뇌와 같은 주요 장기에 전이되었을 때이다. 전이된 암세포가 점점 커지면서 생존에 절대적으로 필요한 장기 기능이 저하되고 생명을 유지할 수 없는 사태가 벌어진다.

이것을 다른 각도에서 뒤집어 생각하면 골육종이 아무리 커지거나 전이되어도 생명에 직접적 관계가 있는 장기에 전이·진행되어 장기 부전 상태까지 가지 않는다면 생명을 보존할 수 있다는 의미이기도 하다.

나 역시 암이 발견됐을 때 이미 상당히 진행된 환자를 진찰하는 경우가 종종 있다. 이런 환자의 경우 대부분 "선생님, 저는 4기입니다. 이제 가능성이 없습니다" 하고 매우 상심한다(암의 진행 정도에 따라 1~4단계로 분류되고 숫자가 클수록 암이 경과되었음을 의미한다). "치료했는데 간장에 전이됐다" "폐에 전이됐다"고 낙담하는 분도 많이 만났다.

이처럼 환자가 쇼크를 받는 것은 당연한 일이며 그 마음도 얼마든지 이해할 수 있다. 환자나 그 가족이 침울한 것은 '암 진행=죽음에 근접했다'는 두려움이 대단히 크기 때문일 것이다. 그러나 지금까지 설명했듯 암이 진행됐다고 해서 죽음으로 직결하는 것은 아니다. 죽음에 이르는 데는 그 나름의 조건이 필요하다. 즉 간장이나 폐가 생명을 유지할 수 없을 정도로 기능이 저하되지 않으면 사망까지 가지는 않는다.

그렇다면 과연 간장이나 폐에 암세포가 어느 정도 커지면 생명 유지가 어려울 정도의 기능 저하가 발생할까?

약 50~60년 전에는 폐결핵에 걸리면 수술로 폐 일부를 떼어내는 사람이 많았다.

한편 오늘날엔 간장의 상태가 나쁜 사람에게 간장의 일부를 제공해 이식하는, 생체 간이식이라는 치료가 이뤄지고 있다. 생체 간이식을 받는 사람은 병든 간의 100%를 떼어내고 장기 제공자에게 간의 일부를 받는다.

기증자는 간의 약 1/3을 제공한다. 이식을 받은 사람은 수술 직후엔 건강한 사람의 1/3 크기의 간으로 살아가게 된다. 간장의 1/3을 제공한 사람은 남은 2/3로 수술 직후 살아간다. 그래도 두 사람 모두 생존이 가능하다(수술 후 시간이 경과하면서 서서히 커져 얼마 안 있어 원래 간에 가까운 크기가 된다).

즉 폐는 절반, 간장은 1/3밖에 남아 있지 않아도 최소한의 기능을 유지할 수 있으므로 생명을 이어갈 수 있다.

암 전이도 이와 비슷하다. 암이 여러 장기에 퍼지면 전이된 부분은

암이 진행되어 죽음에 이르는 과정

주요 장기에 암이 커진다
▼
장기 내에서 본래 기능하는
세포 면적이 줄어든다
▼
장기 기능 부전
▼
사망

암에 걸려도
장기 기능 부전이 아니면
사망하지 않는다!!

본래의 기능을 하지 못하므로 남은 정상적인 부분으로 기능을 유지한다. 최저한의 기능을 유지할 수 있으면 사망하지는 않는다.

더 나아가 폐나 간에 꽤 전이됐어도 혈액검사에서 본 기능이 저하되지 않았다고 판명하는 경우도 있다. 환자도 통증을 느끼거나 불편함이 없어서 따로 말해주지 않았다면 자각하지 못할 수도 있다.

물론 암은 계속 증식하는 세포이므로 언젠가는 전이된 세포가 늘어나 생명 유지가 어려울 정도로 장기 기능을 저하시켜 목숨을 잃을 가능성은 있다. 그러나 그때까지의 기간, 즉 폐라면 절반 이상, 간장이라면 2/3 이상이 기능을 잃을 때까지는 생명을 유지할 수 있다.

또 그 과정에서 치료로 암 진행을 늦출 수도 있다. 암에 대해 일반적으로 생각하는 것보다 시간적 여유가 있다는 사실을 얼마간 이해하였을 것이다.

환자는 실제 이상으로 비관하기 쉽다

암을 선고받으면 죽음을 의식해서 극도로 초조해진다. 그러나 생명을 잃는 이유를 잘 생각해보면 거기에 이르기까지의 시간이 결코 짧지 않은 경우가 많다.

암이라는 질병은 아무래도 암울한 이미지가 크다. 그래서 환자 중에는 과도하게 사태를 비관하는 사람이 많다. 그러나 반드시 그럴 필요가 없다는 사실을 조금이나마 이해하길 바란다.

07

치료의 목적을 이해한다

당연한 말이지만 우리는 영원히 살 수 없다. 암이 걸렸든 걸리지 않았든 반드시 나이를 먹으면 죽음의 시간을 맞게 된다.

그렇다면 가령 암이 발생해 점차 커져서 중요 장기에 기능 부전이 일어나 죽는 시기가 온다 하더라도 그것이 타고난 수명과 비슷한 정도이거나 또는 오히려 더 후년의 일이라면 그렇게 비통한 일은 아닐 것이다.

실제 고령 암 환자의 경우 사망 원인이 암인지 노쇠인지 판별하기 힘든 경우도 흔히 있다.

물론 우리는 환자의 병을 고치기 위해 치료를 하며, 환자도 낫기 위해 치료를 받는다. 그러나 나이가 몇 살이든, 어떤 병이든 인간의 수명은 반드시 끝이 있다. 암이라는 질병에 걸리면 살기 위한 최저한의 기능을 잃는 시기가 앞당겨짐으로써 본 수명보다 짧은 인생이 될 수도 있다.

그러나 설령 암에 걸리지 않은 사람이라도 불로불사를 누리는 것은 아니다.

완치를 목표로 노력했건만 결과적으로 이것이 불가능하다는 사실을 알게 되면 환자는 오히려 지나치게 상심하기도 한다. 따라서 '천수를 누릴 수 있을 때까지 암이 좀 조용히 있어준다면 그것으로 충분하다'는 정도의 인식을 가지는 것이 현실적이라 생각한다.

'오로지 암 완치만 목표로 할 것이 아니라, 암이 있어도 상관없으니 불가항력적 시간까지 치료로 가능한 한 완만히 삶을 연장하자, 최대한 천수를 누릴 만큼 누리자' 하고 생각을 여유롭게 바꿀 수 있다면 정신적으로 안정되고 치료 효과도 높아진다.

뒤에 설명하겠지만 마음을 평안히 갖는 것은 암 치료에 대단히 중요하다. 불안하고 초조한 심리 상태는 면역을 저하시키기 때문에 암 치료에 있어서도 결코 좋은 결과를 내지 못한다.

암에 걸렸다는 사실보다 '살기 위해 필요한 기능이 유지되고 있는가' 하는 것에 주목해야 한다. 이런 관점에서 검사 결과를 보면 의외로 아직 살 수 있다는 사실에 많은 사람이 눈을 뜨게 된다.

그리고 우리가 잊어서는 안 되는 것이 무엇을 위해 암 치료를 하는가 하는 점이다. 암 치료의 진정한 목적은 암을 고치는 것이 아니라 건강하게 장수하고, 가능하면 본래의 수명이 다할 때까지 사는 것이다.

암이 커지거나 작아지거나 할 때마다 일희일비하는 것은 거대한 시간의 흐름 속에서 발버둥 치는 것일 뿐, 자칫 대세를 그르치기 쉽다. 우리에게 중요한 것은 고통 없이 즐겁게 살고, 또 최대한 천수를 누리는 것이다.

이를 위해 암 치료를 한다는 사실을 잊어서는 안 된다.

③ 왜 암은 치료가 어려운가?
면역의 기본

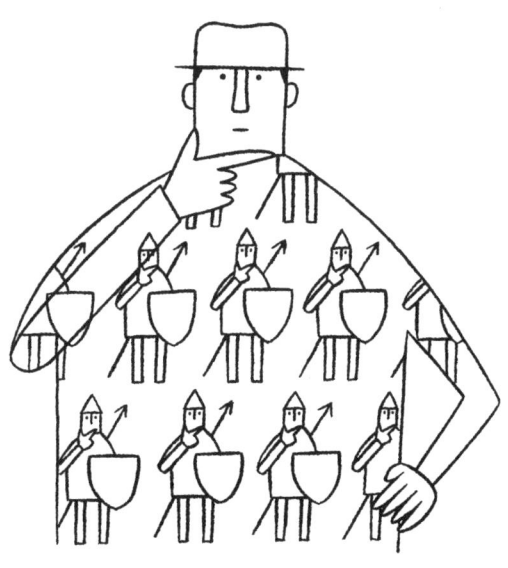

Q 암은 일반적인 질병과 다른가?

암은 여러 면에서 일반적인 질병과 다르다. **보통 우리 몸은 바이러스나 박테리아균이 들어오면 쫓아낸다. 이 기능이 면역이다.** 그러나 면역이 암세포에는 충분한 힘을 발휘하지 못한다. 이것이 암이 특별한 질병인 이유이기도 하다. 암 치료를 이해하기 위해 우선은 면역에 대해 알아본다.

01

면역이 '암 치료'를 좌우한다

이번 장에서는 면역 구조에 대해 이야기하려 한다. 암 치료를 한다면 누구든 면역 구조를 반드시 알아두어야 한다. 왜냐하면 암 치료 효과나 죽음에 이르기까지의 시간은 면역의 힘에 좌우되는 면이 크기 때문이다.

보통 면역이라는 말은 알고 있어도 막상 "면역이란 무엇인가, 설명해주세요." 하고 질문하면 잘 모르겠다고 고개를 젓는 사람이 많다.

"저 사람은 천성적으로 성실해서 못된 장난질에는 면역이 없어"라는 식으로 '면역'은 일상생활에서도 사용하지만 본디 질병에 관련된 개념이다. '다소 유해한 것에 맞서는 대항력'이라는 의미를 '면역'이라는 말로 비유적으로 표현하는 것이다.

의학적으로도 평소 면역의 기능을 인식하는 경우가 적지 않다. 예를 들면 어릴 적 풍진에 걸린 경험이 있으면 이후 풍진이 유행해도 재차 앓지 않는다. 이는 면역이 작용한 덕분이다. 그뿐 아니라 겨울이 되면 독감 예방접종을 권장한다. 이 예방접종도 면역의 기능을 이용한 것이다.

이처럼 일상적으로 매우 친근하게 면역을 접한다. 그러나 '감기같이 가벼운 병이라면 모를까 암처럼 큰 중병에는 효과가 없다'든지 '면역은 질병 예방에 관계하는 것이지 이미 암에 걸린 사람에겐 아무런 의미가 없다'고 생각하는 사람도 있을 것이다.

그러나 면역은 감기 바이러스든, 암이든 똑같이 상대하며 암이 생기기 전에도, 발병 후에도 항상 작용해 몸을 지킨다.

따라서 몸을 지키는 면역력을 높이는 일은 암에 걸린 후에도 대단히 중요하며 병원에서 이뤄지는 암 치료 효과에 큰 영향을 미친다. 따라서 이 책을 통해 면역에 대한 올바른 지식을 얻어 이후 치료에 참고하길 바란다.

우리가 면역 조직에 대해 잘 알지 못하는 가장 큰 이유는 면역세포 종류가 대단히 많다는 점과 세포 명칭이 익숙하지 않다는 점 등일 것이다. 세포 이름을 일일이 나열하며 설명하면 뒤죽박죽 혼란만 커지므로 이 책에서는 최대한 전문용어를 사용하지 않고 쉬운 비유로 면역 구조에 대해 설명한다.

02

몸속의 이물질을 쫓아내는 고마운 면역세포

면역의 구조는 대단히 단순하다. 한마디로 말하면 자기와 자기가 아닌 것을 구별해 후자를 배제하는 것이다.

비유를 들어보자. 여러분도 함께 상상력을 발휘해보길 바란다.

대자연 속에 100마리가량의 원숭이 무리가 있다. 이 무리는 대장 원숭이를 필두로 부하 수컷 원숭이, 어미 원숭이, 새끼 원숭이가 하나의 사회를 형성하고 있다.

그런데 어느 순간 무리 가까이 원숭이의 천적인 표범 한 마리가 접근하였다. 표범이 원숭이를 덮치려 할 때 솔선해서 표범에 맞서는 것은 어느 원숭이일까?

어미 원숭이나 새끼 원숭이가 아니라 우선은 대장 원숭이가 앞에

나선다. 무리가 공격을 받을 때 적을 물리치는 것은 대장 원숭이의 본능이므로 이는 원숭이 사회에서 매우 당연한 행동이다.

다음으로 우리 사회를 생각해보자.

다소 과격한 비유이지만 만약 국가가 다른 나라의 공격을 받는 경우 일반 국민이 모두 나서서 싸우지는 않는다. 우리 사회에는 그런 예측하기 어려운 사태에 대비해 사회 치안을 유지하는 역할을 담당하는 경찰과 군대가 있어서 유사시 이들이 앞에 나서기 때문이다.

실은 이것과 똑같은 일이 우리 몸 안에서도 일어난다. 바이러스나 세균, 암세포같이 유해한 이물질이 체내에 침입하거나 출현하면 이를 쫓아내는 전문 세포가 활약하기 시작한다. 이것이 면역세포다.

우리 몸을 구성하는 세포 하나하나는 각각의 형태나 역할을 지니는데 근원을 따라가면 모두 하나의 수정란에서 유래했다. 우리 몸은 다양한 장기와 기관의 집합체로 보이지만 실은 모두 같은 기원에서 만들어진, 대단히 결속력이 강한 하나의 사회 같은 것이다.

그리하여 표범에 맞서는 대장 원숭이처럼 우리의 면역세포는 내부를 파괴하는 침략과 공격에 맞서 이를 방어하고 몸을 지켜낸다.

몸이라고 하는 사회를 침략자로부터 지키는 치안 유지 활동, 이것이 바로 면역의 기능이다.

03

면역의 싸움

우리 몸에는 세포나 바이러스가 빈번히 침입하는데 면역은 이들 이물질을 자신과 같은 형제(자기)가 아닌 침입자라는 것을 인식해 공격하고 쫓아낸다.

이때 공격·배제의 대상이 되는 것은 어디까지나 정상이 아닌 생명체(본래 자신의 세포가 아닌 생명체)이며 또 증식하는 것에 한정한다. 즉 아무리 이상한 물질이라 하더라도 몸속에서 늘어나지 않으면 공격 대상이 되지 않는다.

상처가 났을 때 유리 조각이 몸 안에 들어가 평생 박힌 상태로 산 사람의 이야기를 들은 적이 있을 것이다. 유리 파편은 체내에서 늘어나지 않으므로 특별한 통증이나 자극이 없으면 면역의 공격 대상이 되지 않는 것이다.

반면 세포나 바이러스는 몸 안에서 증식한다. 이물질의 증식을 방치하면 온몸 또는 해당 부위의 신체 기능이 떨어진다. 만약 기능이 저하해 생존에 필요한 최소한의 기능 아래로 내려가면 우리는 생명을 잃게 된다. 따라서 우리의 면역은 이러한 원인이 되는 세포와 바이러스를 필사적으로 쫓아내기 위해 애를 쓴다.

예를 들어 감기 바이러스가 몸에 들어온 경우를 생각해보자.

이때 면역이 바로 감기 바이러스를 이기면 우리는 감기 바이러스가 침입한 것조차 깨닫지 못한다. 알지 못하는 사이에 바이러스는 공격을 받고, 알지 못하는 사이에 몸 밖으로 배출되므로 크게 컨디션이 나빠지지 않으며 병에 걸렸다는 자각조차 없다.

그러나 면역이 감기 바이러스를 바로 퇴치하지 못하면 면역과 감기 바이러스가 싸움을 벌이는 시간이 길어진다. 이 시간, 즉 면역이 감기 바이러스와 일진일퇴의 싸움을 벌이는 과정에 열이 나거나 목이 따갑거나 하는 증상이 나타나 '지금 나는 감기에 걸렸다'는 사실을 자각하게 된다.

이는 감기만이 아니라 다른 질병도 마찬가지로, 면역이 이물질을 쫓아내려고 분투하는 시간은 우리가 질병에 걸렸다고 자각하는 기간에 해당된다.

면역이 분투한 결과 이기면 병이 완치되고, 반면 계속 져서 생존에 필요한 최저한의 기능조차 유지하지 못하면 목숨을 잃는다.

우리의 면역세포는 이물질의 존재를 발견하면 바로 공격해서 쫓아낼 수 있도록 혈액이나 림프 등을 통해 항상 몸 구석구석을 순환하며 지키고 있다.

그리고 면역 입장에서는 외부에서 유입된 세포나 바이러스도 이물질이지만 신체 내부에서 발생하는 암세포도 본래는 없었던 이물질이다. 따라서 암세포에 대해서도 당연히 쫓아내기 위해 노력한다. 그러나 안타깝게도 암세포는 면역이 쉽게 제압하기 힘든 강적이다.

04

놀라운 인체의 신비, 면역의 이중 구조

 이제 조금 더 상세하게 면역 시스템에 대해 알아보자. 면역은 '자연면역'과 '후천면역(획득면역이라고도 함-옮긴이)'이라 불리는 이중 구조 시스템으로 몸을 보호한다. 이것 역시 비유를 들어 설명하는 것이 이해하기 쉬울 것이다.

 지금 우리 눈앞에 본 적도 들은 적도 없는 괴물이 갑자기 나타나 날뛰기 시작하며, 거리를 파괴하고 있다고 하자. 사회를 지키기 위해서는 괴수와 싸울 수밖에 없다.

 그러나 일반 시민은 전투 방법을 훈련받지 않았으므로 국가기관에 신고해 경찰이나 군인 등 전문 치안 유지를 담당하는 이들이 나서도록 요청한다.

그러나 달려온 경찰관도 태어나 처음 만나는 적이므로 상대가 도대체 어떤 공격을 해올지, 어떤 약점이 있는지, 심지어 강한지 약한지조차 전혀 알지 못한다. 그럼에도 거리를 파괴하는 이상 여러 방법을 시도하면서 싸우는 수밖에 없다.

마치 SF 영화 같은 내용이지만 우리 몸속에도 이런 상황이 얼마든지 일어난다.

바이러스나 세균과 같은 이물질은 눈에 보이지 않을 뿐, 실은 빈번히 몸 안에 침투한다. 음식물에 섞일 때가 있는가 하면, 들이마신 공기와 함께 들어오기도 하고, 상처 난 부위로 침입하는 경우도 있다. 게다가 세균이나 바이러스의 종류는 대단히 많아서 치안 유지 부대인 면역이 처음으로 만나는 적인 경우 싸우는 방법조차 모르는 채 시행착오를 거듭하며 대항하는 수밖에 없다.

이처럼 처음으로 침입해오는 이물질에 대한 시행착오 전투를 '자연면역'이라고 말한다. 이것이 면역의 제1단계 기능이며, 원시적이지만 가장 기본이 되는 최초의 방어이다.

면역은 스스로 암세포를 분석한다

적에 따라서는 시행착오를 거칠 것도 없이 간단히 면역이 이기는 경우도 있다. 이때는 병에 걸린 것조차 감지하지 못한 채 이물질과 면역의 싸움이 종료된다.

만약 적이 강적이라 얼마간 싸움이 지속된다 하더라도 면역 제1단계가 원활하게 작동하면 몸에 침입한 이물질을 모두 퇴치하고 평온을 되찾을 수 있다. 이 단계가 질병이 낫고 몸이 편안해진 상태이다.

적을 원만하게 퇴치하더라도 몸 안에서는 여전히 전투의 뒷정리가 계속된다. 제1단계 전투에서 대량으로 발생한 적과 아군의 잔해(죽은 세포나 바이러스)를 처리하는 것이다.

면역의 제2단계는 이때부터 시작된다. 이 단계에서 대단히 놀라운 기능이 실현된다. 처리하면서 상대의 특징이나 약점을 빠짐없이 조사해 다시 똑같은 적이 침입할 때에 대비해 대책을 세우는 것이다.

우선 잔해를 처리하기 위해 잔해를 먹어 치우는 세포가 나타난다. 이 세포를 '수상세포'라고 한다. 이 수상세포가 대단한 기능을 한다.

잔해를 먹어서 처리하는 동시에 잔해의 내용물을 상세히 조사해 적의 특징이나 약점을 파악한다. 약점이 발견되면 같은 적이 다시 들어올 때 약점을 집중적으로 공격해 쉽게 상대를 무너뜨릴 수 있기 때문이다.

이렇게 되면 다음부터는 적과의 싸움에서 악전고투하지 않고 곧바로 약점을 공격해 적을 몰아낼 수 있다. 두 번째 이후는 약점을 효율적으로 찾아내 공격할 수 있기 때문에 면역이 악전고투해서 싸우는 시간도 줄어들어 우리는 몸이 힘들다는 것도 느끼지 않게 된다. 즉 '병에 걸리지 않게' 되는 것이다.

이것이 한 번 걸린 질병을 두 번 앓지 않는다는 면역 메커니즘이다.

수상세포의 훌륭한 기능으로 잔해를 처리하면서 상대의 약점 등 정보를 획득하고, 다음에는 유리하게 싸움을 하는 2단계의 면역을 '후천면역'이라 한다.

자연면역 — 면역의 제1단계

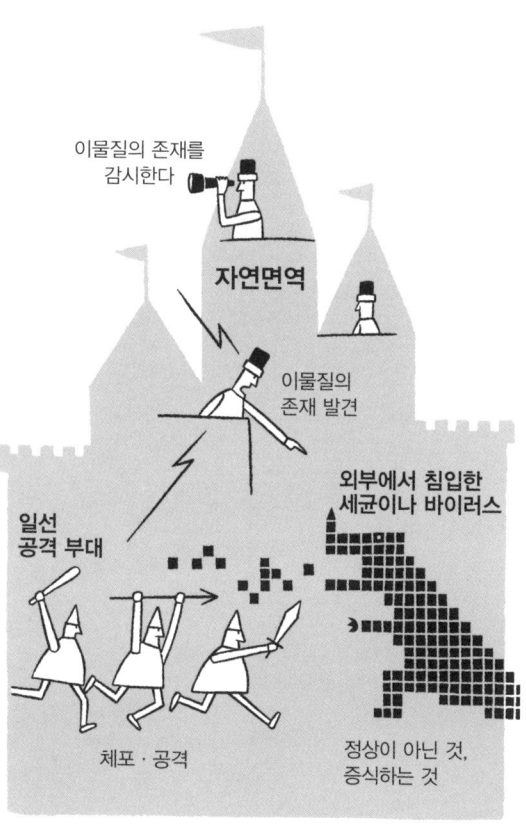

후천면역 — 면역의 제2단계

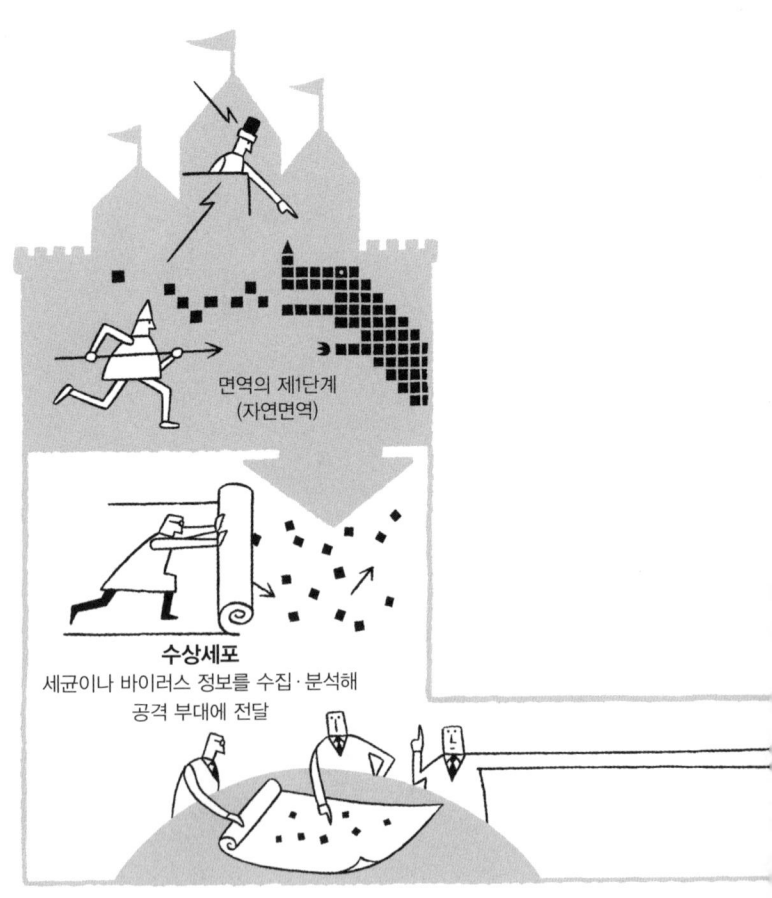

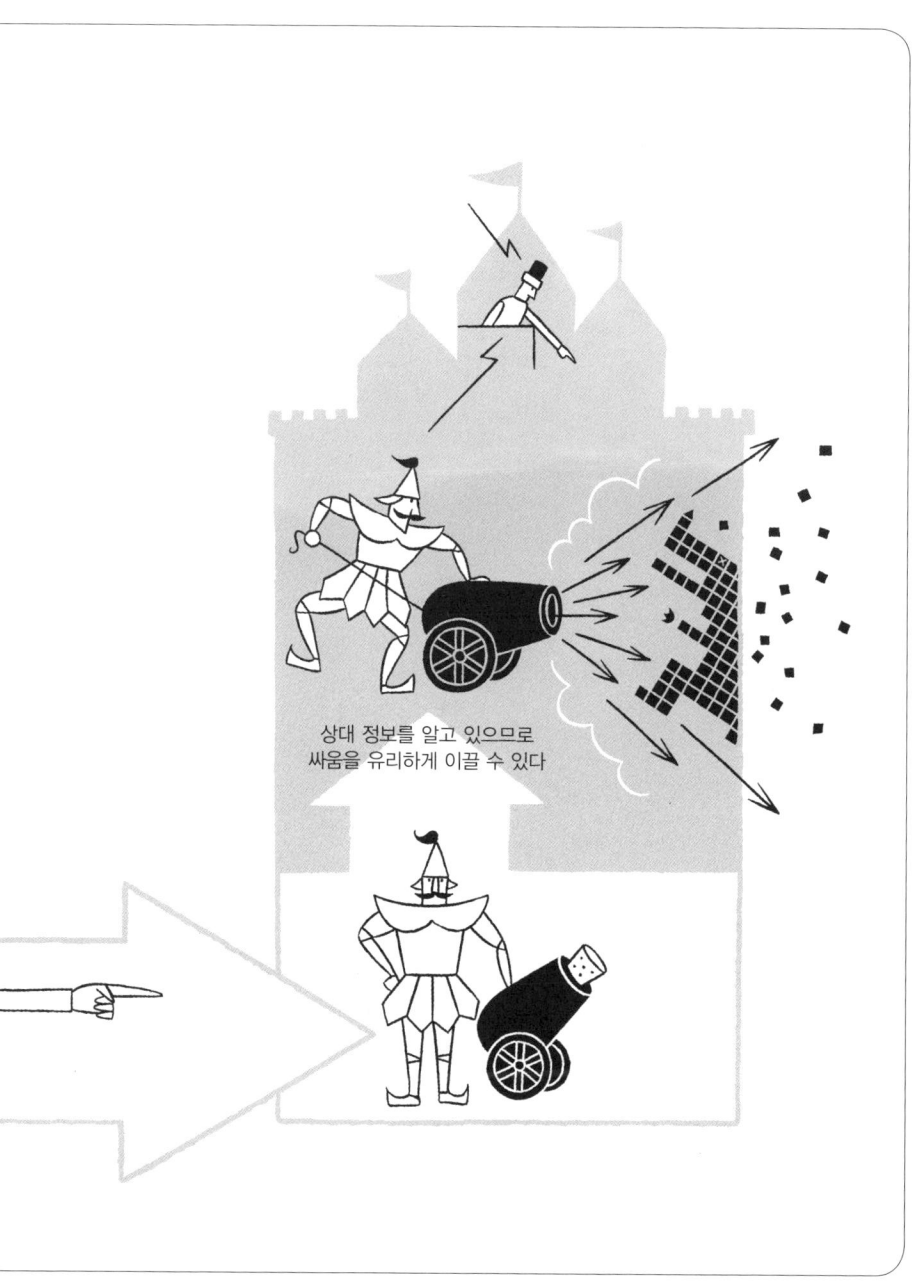

적의 정보를 알면 싸움이 한결 수월한 것은 당연하다. 이렇게 해서 우리는 우선 제1단계의 '자연면역'으로 싸움을 하고, 그리고 이후 앞 전투에서 획득한 정보를 살린 '후천면역'이라는 이중 구조로 몸을 지킨다. 이것은 고등한 생명체에서만 나타나는 대단히 훌륭한 기능이다.

05

왜 인간은 병에 걸리는가?

일반적으로 '질병'이란 몸 상태가 좋지 않은 상황이다. 몸 상태가 좋지 않은 것의 시초를 따지면 몸에 침입한 이물질인 세포나 바이러스가 원인인 경우가 대부분인데, 좀 더 정확히 말하면 면역이 이물질에 맞서 열세적 상황에서 분발해 싸워야 하는 사태가 발생하였기 때문에 어딘가 좋지 않은 상태가 빚어지는 것이다.

몸에 침입한 바이러스나 세균은 점점 증식한다. 면역은 이를 저지하려 하지만 상대가 처음 상대한 침입자라면 앞에서 설명한 자연면역에 의존할 수밖에 없어서 대적하는 약점이나 공격 방법도 모르는 채 악전고투한다. 악전고투하고 있다는 사인이 곧 다양한 병의 증상이다.

가령 감기 바이러스에 대항해 면역이 고전하고 있다면 바이러스가 강하거나 혹은 면역이 떨어진 상태이다.

그럼에도 면역은 몸을 보호하기 위해 분투해서 감기 바이러스가 증가하는 속도를 따라잡아 앞지르기 위해 애쓴다. 이 시기에 바로 두통을 앓거나 콧물이 흐르고 목이 아픈, 이른바 감기 증상이 나타나는 것이다.

만약 처음부터 자연면역만으로 손쉽게 물리칠 수 있어서 곧바로 바이러스를 막아낸 경우라면 우리는 몸이 아프다는 느낌, 즉 '병'에 걸렸다는 자각조차 하지 못한다.

겨울철에 지하철 옆자리에 앉은 사람이 기침을 해서 '감기가 옮으면 안 될 텐데' 하고 생각했지만 무사히 넘어간 경험이 있을 것이다. 실은 이때 우리 몸에는 이미 감기 바이러스가 생성돼 있었던 것이다.

감기에 걸리지 않았다는 것은 면역이 바로 승리했다는 의미다. 면역이 감기 바이러스가 증식하는 속도를 따라잡는 데 큰 무리가 없었으므로 몸이 아프다는 자각을 하지 못한 것뿐이다.

암은 잠복기가 긴 질병

바이러스 자체는 감기 증상을 만들어내는 것이 아니므로 바이러스가 침입한 것만으로 바로 증상이 나타나지는 않는다. 바이러스가 인체에 침입해 증식해도 면역이 활동에 나서 감기를 자각하기까지는 시간이 있다. 이 시간을 잠복기라 말한다.

암은 본디 증상이 잘 나타나지 않는 특성을 가진 탓에 처음 암세포 출현에서 증상이 나타나기까지의 잠복기가 대단히 긴 질병이라고 할 수 있다.

그럼에도 우리의 면역은 암이 이물질인 이상 계속 제거하기 위해 애를 쓴다. 다만 암은 최후까지 완전히 정복하기가 대단히 어려운 상대이다. 역으로 말하면 면역이 이기지 못했다는 것은 암을 자각할 정도로 그 세력이 커져버렸다는 의미이기도 하다.

06

면역은 모든 치료의 기본

근래 의학의 발달로 면역에 도움을 주는 약도 등장하였다. 그중에서 인류에 크게 공헌한 것이 바로 항생물질이다. 이것은 대단히 훌륭한 발견이다.

우리가 감기에 걸리거나 외상을 입으면 병원에서 항생제 등을 처방받는다. 따라서 항생제를 질병이나 상처를 낫게 하는 약으로 알고 있는 사람이 많을 것이다.

분명 항생제는 일부 균을 파괴하고 작용을 방해하기도 하지만 근본적으로 증식을 억제하는 기능으로 탄생한 것이다. 이 약의 작용이 면역 기능을 강력하게 도와 치료 기간을 단축시키거나 같은 병에 걸리지 않도록 한다(정확히 말하면 세균에 맞서는 약은 항생제, 바이러스에 맞서는 약은 항바이러스제, 진균에 맞서는 약은 항진균제라 한다).

이런 약이 없다면 세균이나 바이러스에 맞서 우리는 오로지 본래 가지고 있는 면역 기능으로만 대항해야 한다. 기본 면역으로 대항하다 고전해서 물리치기까지 시간이 걸린다든지, 힘든 투병 기간이 오래 이어진다든지 혹은 져버리는 일도 발생한다.

그러나 약의 효능으로 세균이나 바이러스가 억제되면 우리 몸의 면역이 용이하게 이길 수 있게 된다. 이 말은 병으로 앓는 시간을 크게 줄일 수 있다는 뜻이다. 빨리 완치되는 것이다.

면역을 이용하면 중병도 이길 수 있다

만약 항생물질 등의 약이 세균이나 바이러스를 물리치는 기능뿐이라면 같은 세균이나 바이러스가 재차 침입했을 때 처음 감염증에 걸린 것과 똑같이 힘든 과정을 반복할지도 모른다. 그러나 항생물질은 세균이나 바이러스의 기세를 억눌러줌으로써 자연면역으로 이겨내려는 작용을 방해하지 않고 응원한다. 싸움에서 수월하게 제압하면 승리한 뒤 처리 과정에서 적의 정보를 획득하여 한층 강력한 저항력인 후천면역으로 이행하기 쉬워진다.

여담이지만 우리는 평생 몇십 차례, 몇백 차례 감기에 걸린다. 감기도 적당히 면역이 생기면 좋으련만 그리 되지 않는 것은 감기 바이러스의 종류가 셀 수 없을 정도로 많으며 모두 같은 이물질이 아니기 때문이다.

인플루엔자 바이러스도 마찬가지로 셀 수 없을 정도로 종류가 많다. 따라서 한 번 인플루엔자에 걸린 적이 있어도 형태가 다른 인플루엔자에 또 접촉하면 감염되는 것이다. 인플루엔자 예방접종으로 매년 유행이 예측되는 형태와 종류의 백신을 맞지만 이외의 형태에 감염되면 올해의 예방접종이 전혀 힘을 쓰지 못하는 것이다.

한편 면역 시스템을 역으로 이용해 병에 걸리지 않았음에도 걸린 척 해서 후천면역을 얻는 방법이 있다. 이것이 예방접종이라 하는 것이다. 여러분도 어릴 적에 BCG 주사를 맞은 적이 있을 것이다. 이것은 결핵 예방접종이다. 결핵은 결핵균이라는 세균이 주로 폐에 침입해 점차 증식하면서 장기 기능을 떨어뜨리는 질병이다. 결핵은 오랜 세월 사망률 1위를 차지했으나 BCG 접종이 의무화되면서 결핵 환자가 급감했다.

바로 BCG도 면역의 특성을 이용한 것이다. 결핵에 걸리면 생명이 위중하므로 미리 약독화한 결핵균을 만들어 몸에 들어가서도 병으로 발병하지 않는 상태로 주사한다. 약독화한 결핵균이라면 자연면역으로 간단하게 이길 수 있으므로 우리 몸은 자동적으로 결핵균의 상세한 정보를 획득한다. 이렇게 해서 후천면역이 생기면 진짜 결핵균이 들어와도 간단하게 물리칠 수 있는 것이다(이 후천면역이 생겼는지 여부를 확인하는 것이 투베르쿨린 검사이다).

풍진이나 백일해 백신도 마찬가지로 독성을 완전히 없애거나 극히 약한 병원균을 주입해 신체에 후천면역을 만드는 것이다. 이처럼 면역을 잘 이용하면 중병이라도 손쉽게 이겨낼 수 있다.

약은 '면역'의 활동을 도와줄 뿐

약 덕분에 우리는 병을 극복하기가 쉬워졌다. 그러나 항생제나 항바이러스제 등은 어디까지나 우리의 면역을 도와주는 응원군에 불과하다.

감기를 완치하는 약이 나온다면 노벨상감이라는 이야기를 들은 적이 있을 것이다. 즉 감기 바이러스를 물리치는 약은 아직 등장하지 않았다. 결과적으로 감기는 우리 몸의 면역이 치료하는 것이고, 현재의 감기약은 면역의 활동성을 높이고 신체 증상을 억제해주는 정도이다. 즉 어떤 병이든 진짜 치료의 주역은 면역이다. 면역은 우리가 선천적으로 갖추고 있는 당연한 기능이라 그 중요성이 눈에 띄지 않을 뿐이다.

그렇다면 암에 대한 면역은 어떨까.

다음 장에서 상세히 설명하겠지만 암에 대한 면역은 암을 완전히 이기는 단계까지 미치지 못했으나 물론 분명히 작동하고 있다. 이 면역을 강화해서 암에 대한 후천면역을 얻기 위한 백신도 존재한다. 세균이나 바이러스를 퇴치하는 수준에는 미치지 못하지만 그럼에도 암에 대항해 조금이라도 공격력을 높이도록 연구해 나름의 실적을 올리고 있다.

세균이나 바이러스에 감염되었을 때 항생제의 도움을 받지만 실은 적을 물리치는 것이 약이 아니라 면역인 것과 마찬가지로, 암 진단을 받으면 수술이나 항암제 투여 등을 하지만 어떤 치료든 항상 '암세포'에 맞서 싸우는 것은 면역이다.

이 사실을 반드시 기억해두자.

다음 장에서는 암과 면역의 관계에 대해 상세히 알아본다.

④ 면역이 암에 확실하게 작용하지 못하는 이유

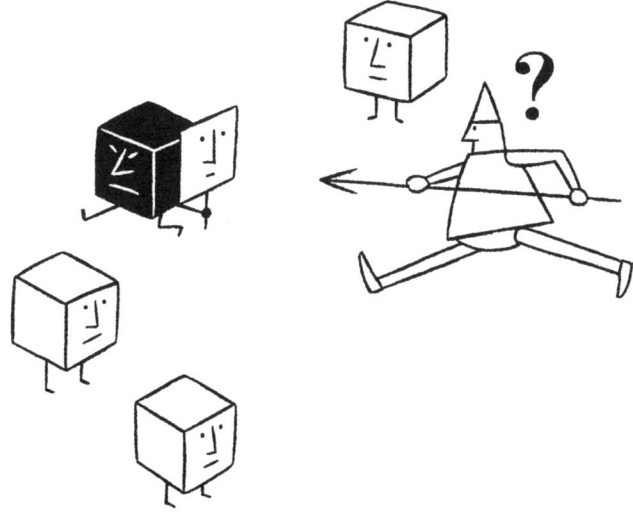

Q 면역은 암과 싸우지 않는가?

A 면역은 24시간 우리 몸을 지켜주기 위해 싸운다.
그럼에도 암은 계속 커진다.
면역이 암에는 아무런 힘을 쓰지 못하는 것일까?
암과 면역의 관계를 살펴본다.

01

암에도 면역이 반응하는가?

　　　　　　　　　암에 걸리면 '면역이 저하됐다'든지 '면역이 떨어져서 암에 걸렸다'고 하는 사람이 있으나 이는 잘못된 생각이다.

"암에 걸리면 쉽게 감기에 걸린다"든지 "암에 걸리면 과거에 앓은 적이 있는 풍진이나 유행성 이하선염을 또 앓는다"는 말을 들어본 적이 있는가? 대답은 No이다. 이 말은 암에 걸려도 면역은 이전과 다름없이 활동한다는 의미다.

면역이 작용한다는 말을 들어도 암 환자의 상당수는 실제 암이 커져가는 상황을 겪는다. 그래서 '내 몸의 면역이 암에는 전혀 효용이 없는 모양이다'라고 생각하는 것도 무리가 아니다.

그러나 사실 면역이 작용하지 않는 것은 아니다. 면역은 암과도 맞서고 있다. 그럼에도 암 증식을 막지 못하는 것은 그만큼 암이 제압하기 어려운 강한 상대라는 것이다.

예를 들어 면역이 암세포를 1시간에 40개 공격한다고 하자. 그러나 암세포가 증가하는 속도가 시간당 100개라고 한다면 결과적으로 100-40=60개의 암세포가 1시간 사이에 불어나는 셈이다. 면역이 40개를 감소시키는 데 성공했어도 외관상 드러나는 것은 60개의 증가이므로 암에 맞선 면역의 활동이 묻혀버리는 것이다.

이것은 체내 면역이 저하돼서 나타난 현상이 아니다. 본디 암세포에 면역반응을 약하게 만드는 성질이 있기 때문이다.

면역세포는 몸에 들어온 이물질을 제거하는 특별한 힘을 가졌지만, 따지고 보면 눈도 없고 두뇌도 없는 단순한 세포에 불과하다. 따라서 이물질이 간단하게 제압할 수 있는 바이러스인지, 성질이 나쁜 암세포인지 곧바로 식별하기 어렵다.

물론 세균이나 바이러스와 같은 외부 침입자라면 우리 세포와 크기나 구조가 전혀 다르므로 맞닥뜨리는 순간 바로 한 패가 아님을 알아낸다.

그러나 암세포는 내부의 같은 부류가 부분적으로 돌연변이(세포 내 유전자 변화)를 일으킨 것이므로 외관상 대단히 비슷하다. 따라서 순간적으로 이물질이라 판단하기가 어렵다.

구별이 까다롭다면 이를 선별해서 수를 줄이는 면역의 활동이 신중해질 수밖에 없다. 그러나 암세포는 그것과 무관하게 계속 증식하는 성질이 있다.

암이 커지는 것은 면역이 암을 제압하려 노력하고 있으나 암이 증가하는 속도를 따라잡지 못한 것이다.

02

면역이 '암' 증식을 놓치는 이유

　　　　　암세포가 늘어나는 속도를 면역이 따라잡지 못했다고 하면 암세포가 증식하는 속도가 대단히 빨라서 순식간에 덩어리가 커지는 인상을 받을지 모르겠다. 그러나 이는 어디까지나 정상 세포에 비해 빠르다는 의미일 뿐이다.

　세균이나 바이러스에 비하면 암세포가 늘어나는 속도는 그리 대단한 것이 아니다. 세균이나 바이러스가 증가하는 속도는 암세포의 수 배 정도가 아니라 수천 배, 수만 배 빠르다.

　그렇게 속도가 빠른 세균이나 바이러스를 상대해서도 우리 몸이 증식을 확실히 제압해 병이 나은 경험을 모두 가지고 있을 것이다.

　이런 면역이 유독 암세포에 대처하지 못하는 것은 암세포 증식이 빠르기 때문이 아니라 면역이 암세포를 제압하는 타이밍이 늦기 때문이다.

암세포는 정상 세포와 대단히 유사하다

그렇다면 어째서 면역은 암세포의 증식을 막지 않는 것일까? 그것은 암세포가 정상 세포와 대단히 유사하기 때문에 암세포를 수상한 것으로 인식하기가 대단히 어렵기 때문이다.

암세포는 정상 세포의 극히 일부 유전자가 변이를 일으켜 발생한 것이다. 바꿔 말하면 그 일부 유전자의 변화 이외에는 정상 세포와 완전히 똑같다고 할 수 있다.

면역세포는 상대가 암세포인지 정상 세포인지 어디까지나 세포 표면으로 판단할 수밖에 없다. 그래서 외관상 모양이 비슷하면 바로 공격이 불가능하다.

구별이 까다로우면 당연히 암세포를 발견해 수를 줄이는 면역의 활동이 약해진다. 암세포에는 면역의 힘이 제대로 미치지 못하기 때문에 지속적으로 커질 수 있는 것이다. 이는 암세포가 가진 최대 무기이다.

암세포는 눈에 띄지 않으려 위장한다

또 한 가지, 최근 밝혀진 사실은 암세포는 눈에 띄는 자신의 특징을 감출 수 있다는 것이다.

예를 들어 설명하자면 최근 많은 관광객이 외국에서 찾아오는데 중국이나 대만 등 아시아 권역에서 방문하는 사람은 우리와 비슷한 아시아인이라 외관상으로는 거의 차이가 나지 않는다.

그 사람들이 거리에 있어도 외국인이라는 사실을 깨닫지 못하는 경우가 흔하다. 그러나 마침 친구끼리 대화를 나누는 바로 옆을 지나치면 '어? 외국인이었네' 하고 깨닫게 된다.

암세포도 정상 세포와 비슷하지만 결코 똑같지는 않다. 매우 작은 차이가 있다. 아시아인의 외모가 똑같아 보여도 자국민이 아니라는 것을 알게 되는 것은 '언어'라는 구별 가능한 특징이 있기 때문이다. 암세포 표면에 존재하는 특징도 이와 대단히 비슷하다.

언어라는 특징은 상대의 말을 듣지 않는 이상 신체 형태나 덩치, 피부색과 복장과 같은 외모를 통해서는 식별이 어렵다. 침묵하고 있으면 차별성을 알아챌 수 없다.

언어의 예와 마찬가지로 암세포도 암세포라는 것을 알 수 있는 독자적인 특징을 외부로 노출했다가 때로 안에 감춰서 구별을 어렵게 하는 성질이 있다.

즉 특징이 세포 외부로 노출되면 면역은 암세포임을 감지하지만 안에 감추면 정상 세포와 구별이 되지 않는다. 따라서 면역세포가 암세포를 발견할 기회가 줄어들고 그 특징에 대해 좀처럼 활발하게 공격하기 어렵다.

한편 암세포도 생명체인 이상 수명이 다하면 반드시 죽는다.

이제 죽은 이물질의 잔해를 처리하면서 상대의 특징을 구별하는 정보를 획득하는 수상세포의 활동을 떠올려보자. 죽은 암세포는 정상 세포와 마찬가지로 뒷정리를 담당하는 수상세포에 의해 처리된

암세포를 감시하는 수상세포

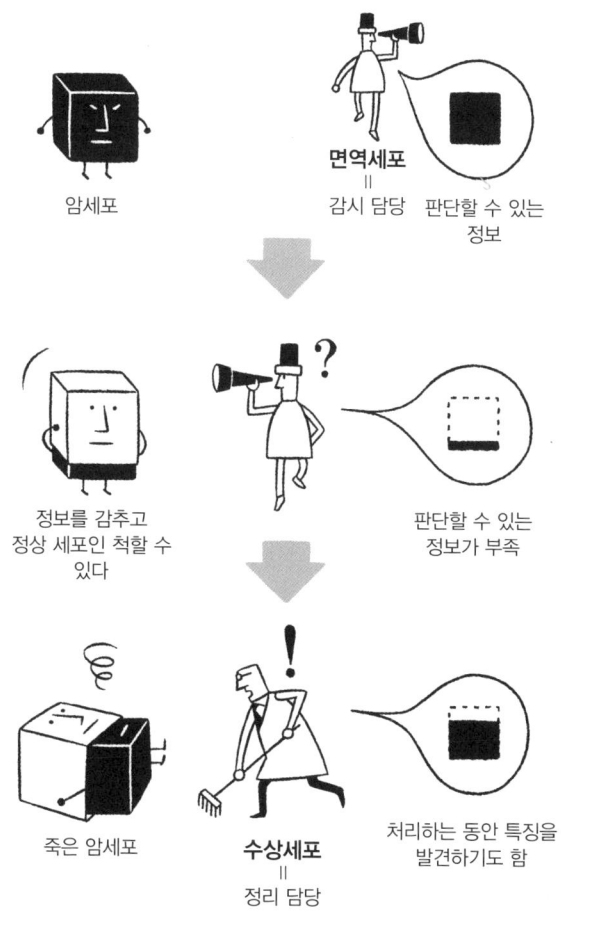

다. 이때 수상세포가 암세포의 특징을 알아내는 경우가 있다.

눈에 띄지 않는 암세포의 특징도 수상세포가 먹어서 소화하는 처리 과정에서 자연스럽게 파악하는 것이다. 우리가 특별히 공부하지 않았더라도 TV 등을 통해 접하는 과정에서 중국어나 태국어 등을 구별하는 것과 비슷하다.

암세포를 놓치는 면역세포

이처럼 우리 몸은 자각하지 못하는 사이 암세포의 미세한 특징을 인식해 암에 대한 공격성을 가진 면역세포를 반드시 만들어낸다. 이들 면역세포는 몸 안을 돌며 공격 명령이 나오기까지 내내 대기한다.

그러나 어쩌다 암세포의 특징이 밖으로 드러난 순간을 만나지 못하면 정찰 중인 면역세포가 암세포를 감지하지 못할 수 있다. 대화하는 모습을 우연히 마주치지 않으면 외국인이라는 사실을 알지 못하는 것과 같은 이치다.

암세포가 그 특징을 외부로 노출시킨 순간을 감시하던 면역세포가 맞닥뜨리면 공격 명령을 내릴 수 있다. 다만 공격 명령이 떨어져도 공격 세포가 현장으로 향하는 동안 암세포가 특징을 다시 숨기면 놓쳐버리고 만다. 상대를 확인하지 못하면 면역세포는 화가 난 상태로 허무하게 여기저기 순환할 수밖에 없다.

물론 제대로 타이밍이 맞아 정체를 바깥에 노출한 암세포를 만나면 공격해 제압한다. 그러나 암세포는 특징을 외부에 내놓든 감추든 변함없이 계속 증식한다.

이처럼 우리의 면역은 암세포에 대해서도 열심히 대항하고 있으나 암세포가 교묘하게 면역세포를 피해 정체를 감추기 때문에 증식이 일어나는 것이다.

03

가짜 면역을 만드는 암세포

앞의 내용에서 언급했듯 암세포는 정상 세포와 비슷한 데다 미세한 특징마저 세포 내부에 은폐할 수 있다.

그렇기에 면역세포가 찾아내기 어렵고 공격도 힘든데, 여기에 더해 최근 들어 면역이 암에 작용하기 어려운 또 한 가지 다른 이유가 밝혀졌다. 그것은 '면역을 방해하는 면역'의 존재이다.

이런 것을 상상해보자. 우리는 외부에서 들어와 세를 불리는 이방인을 경계하는데 역으로 자신이 이방인, 즉 침입해 들어가는 쪽이라면 어떨까?

예를 들어 우리가 A국이라는 나라 안에 잠입해 세력을 넓히려 한다고 하자. A국에서는 우리를 쫓아내기 위해 움직이기 시작한다. 우리는 공격을 받지 않도록 가급적 눈에 띄지 않게 행동하면서 동지 수를 늘리고 자신의 영역을 서서히 확대한다. 그러나 우리의 수가 늘면 늘수록 눈에 띄므로 A국도 전력을 증강해 몰아내기 위해 극렬하게 대항한다.

이때 우리는 A국의 중추에 스파이를 보내 뇌물을 써서 공격을 막거나, 교묘하게 시민 활동가를 유도해 전쟁 반대 운동을 일으킨다. 그러면 A국의 군사비는 삭감되고 병력을 감축하므로 그 사이 세력을 넓힐 수 있다.

이와 비슷한 활동을 암세포가 우리 몸 안에서 벌이고 있다.

암세포가 면역세포를 방해한다

암이 커지면 이를 공격하려는 면역반응과 완전히 다른 종류의 반응이 암 조직 안에서 나타나는 것이 밝혀졌다. 그 반응은 놀랍게도 암을 공격하려는 면역세포에 작용해 공격을 멈추도록 유도하는 것이다. 이렇게 암세포가 면역세포에 브레이크를 거는 구조를 '면역 체크포인트'라고 한다.

면역은 암이 커지면 커질수록 공격하려는 움직임을 강화한다. 즉 액셀을 밟아 공격력을 높인다.

그런데 안타깝게도 암세포는 면역세포에게 자신을 공격하지 못하도록 방해하는 브레이크도 동시에 거는 것이다. 암세포는 자신의 증식을 저지하는 면역을 가속시키는 액셀과 함께 면역의 기능을 방해하는 브레이크도 동시에 작동하는 셈이다. 이것이 면역 체크포인트의 구조이다.

이 면역 체크포인트의 작용으로 암에 대한 공격이 속도를 내지 못하는 것이다.

근래 암세포 연구를 진행해 면역 체크포인트에 어떤 특징이 있고 어떤 방해를 하는가가 조금씩 밝혀지고 있다.

그리하여 브레이크 작용에 관계하는 분자(면역 체크포인트 분자)에 직접 반응해 그 활동을 억제하는 약을 만들어, 결과적으로 공격 면역력을 높이는 시도가 이루어지고 있다.

즉 암세포가 면역세포에 브레이크를 걸지 못하도록 방해함으로써 암에 대항하는 면역세포의 공격을 촉진하는 것이다. 이미 몇 종류의 약이 개발되어 임상 시험이 진행되고 있으므로 가까운 장래에 암 치료제로 세상에 선보일 수 있을 것이다.

지금 단계에서는 효과가 있는 암 종류가 한정적이나 이론적으로 보면 모든 암에 대해 성립한다. 실용화하기까지 몇 년이 걸릴지 알 수 없으나 많은 암을 치료할 수 있는 약이 가까운 장래에 세상에 나올 가능성이 있다.

다만 현재 이루어지는 면역요법은 거의 부작용이 없는 데 반해 이런 치료약에는 그 나름의 부작용이 있을 것이다. 그러나 '면역을 방해하는 면역을 억제한다'는 새로운 방향성은 이후 확실히 암 치료의 표준이 될 것으로 예상된다.

이 같은 약품 이외 건강식품 중에도 공격을 방해하는 면역을 억제하는 효능의 제품을 찾아볼 수 있다. 지금까지는 암에 좋다고 하는 건강식품이나 약품이 어째서 효과가 있는지 잘 알지 못한 채 '아마 면역

면역과 암의 관계

【면역의 기본적인 작용】

몸 안에
정상적이지 않은 것(=이질적인 것)이 들어온다
▼
몸에 문제가 생기므로 '이질적인 것'을 배제한다

【암에 대해서도 면역은 작동하는가?】

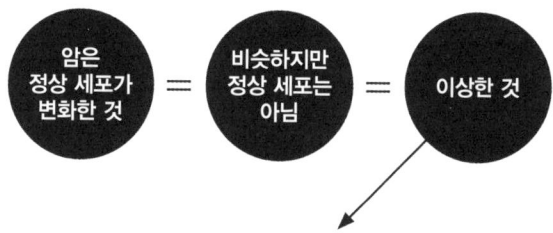

면역은 암이 분명 이물질임을 인식하고 있다
▼
그러나 암은 면역에 의해 제압당하지 않고 점점 커진다
▼
왜냐하면 암이
《면역이 제대로 작동하지 못하도록 막는 성질》
을 가지고 있기 때문

력이 향상되는 듯하다'는 정도로만 막연히 인식하고 있었다. 그러나 현재는 이것들이 면역을 억제하는 세포 수를 줄인다는 등의 사실이 드러나고 있다.

　면역 체크포인트 연구가 진행되면 치료 효과를 통해 암에 대한 면역요법이 주목을 받아 치료 효과는 한층 높아질 것이다.

04

면역을 강화하는 치료법

지금까지 살펴보았듯 면역이 암에 대해서는 유독 그 작용이 까다로운 것은 분명하다. 그러나 어려움 속에서도 작동하고 있다는 것도 분명하다. 따라서 인공적으로 면역을 북돋아 암에 대한 면역 반응을 강화시키는 '면역세포요법'이라는 치료법을 고안하기에 이르렀다. 나의 전문 분야가 바로 이 면역세포요법인데 책을 쓴 목적이 이를 소개하는 것이 아니므로 여기서는 치료 내용을 간단히 설명하는 정도에 그친다.

이미 언급하였듯이 암세포가 계속 증가하는 것은 암이 늘어나는 속도를 면역의 공격·배제 속도가 따라가지 못하기 때문이다. 그러나 약하게나마 암에 대한 획득면역은 생성된다. 암세포를 찾아내는 세포나 공격하는 세포도 있다. 다만 암세포가 있다는 사실 자체를 깨닫는 것이 어렵기 때문에 공격 명령을 내리지 못하고 기회를 얻지 못하는 것이다.

현재 행하는 면역세포요법의 주류는 '공격 명령을 내릴 기회가 오지 않는다면 공격 역할의 면역세포에게 어쨌든 강제적으로 공격 명령을 내리게 하자'는 방법이다. 이를 '활성화림프구요법'이라 한다.

또 한 가지 방법은 '백신요법'이라는 것이다. 우리의 면역이 미처 밝혀내지 못한 암세포의 특징이 있다. 이 정보를 면역에게 알려주면 암을 공격하는 면역세포를 몸 안에 만들어낼 수 있다.

앞에서도 설명한 바와 같이 수상세포는 이물질의 특징을 판단해 공격 역할의 면역세포에게 특징을 가르치는 '선생님'의 역할을 한다. 수상세포가 죽은 암세포를 처리하는 과정에서 미세한 특징을 발견해 이를 토대로 공격하도록 작용하는 것이다.

그런데 만약 이미 파악한 특징 이외에 연구를 통해 암세포의 다른 특징을 밝혀낸다면 이를 면역에 전달해 공격의 수위를 높이도록 유도할 수 있다. 이처럼 수상세포에게 면역세포가 미처 알지 못하는 암세포의 특징을 전달한 뒤 선생님 역할을 하는 수상세포를 몸 안으로 다시 되돌리는 방법을 '수상세포백신요법'이라고 한다.

브레이크와 액셀의 이중 방식

이처럼 암세포에 대해 불충분한 면역을 강화시키기 위해 환자 자신의 면역세포에 작용해 반응을 일으키는 것을 총칭해 '면역세포요법'이라 한다.

다만 이처럼 면역을 강화하는 치료를 다양하게 강구하고 있지만, 여전히 암이 우세해 암세포를 남김없이 제거하는 상황까지는 이르지 못했다. 그러나 공격력을 증강하는(액셀을 밟는) 면역요법과 공격을 방해하는 힘을 배제하는(브레이크를 밟지 않도록 하는) 면역요법, 이중 방식을 통해 현재 행하는 면역요법보다 한층 면역을 강화하는 시대가 조만간 도래하지 않을까 기대하고 있다. 이후 암에 대항하는 면역을 강화하는 기술의 개발을 지켜보도록 하자.

현행 암 치료에서는 수술과 항암제, 방사선 치료가 표준으로 인식되고 있다. 그러나 이들 치료 중 또는 치료 후에도 항상 우리의 면역이 암을 억제하기 위해 열심히 분발하고 있다는 사실은 변함없다. 그러므로 어떤 상황에서든 암 환자는 자신의 면역을 높이는 것이 가장 중요하다.

면역세포 치료법에 관해서는 이후 제9장에서 더욱 상세히 알아본다.

5 암 치료의 기본

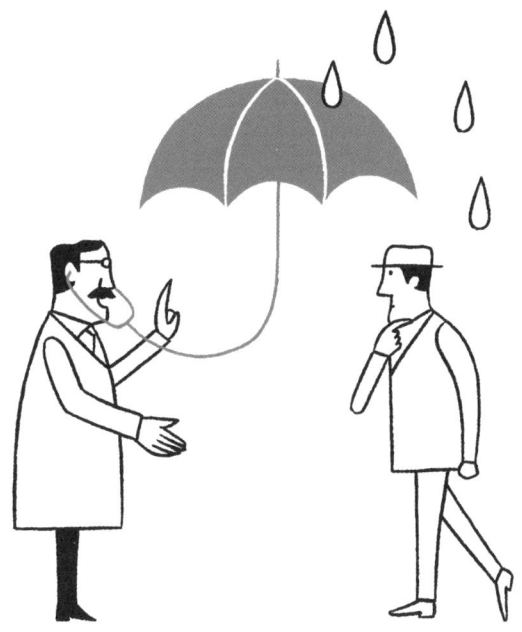

Q 암 치료법을 알려달라

A 암의 일반적인 치료법은
수술, 방사선, 항암제 3종류로, 각각 장점과 단점이 있다.
그러나 환자가 이들 치료의 목적을 제대로 이해하지
못하는 경우가 대단히 많다.
표준 치료란 무엇인가?
여러 의사에게 진단을 받는 것이 옳은가?
이번 장에서는 치료의 기본에 대해 알아본다.

01

암 치료 전에 알아야 할 것

　　　　　　암 진단을 받은 환자는 이후 어떤 치료를 해야 할지 걱정이 앞선다.

　주치의에게 몇 가지 치료법에 대한 선택지를 듣고 직접 선택해야 하는 경우도 있다. 그러나 이때도 어떤 판단이 좋은지 알지 못한 채 결국 의사가 권하는 치료 방식대로 따르는 경우가 많다.

　그러나 어떤 치료법이든 레스토랑 추천 코스를 선택하는 식의 수동적인 자세로 일관할 수는 없다.

　환자는 내용을 자기 나름대로 충분히 이해하고, 납득할 수 있는 선택을 하는 것이 중요하다.

　우선 현재 많은 병원에서 이루어지는 치료에 대해 알아보자.

현대 의학에서 암 치료는 수술과 방사선과 항암제, 3대 치료가 중심이 된다. 이는 당분간 크게 변함이 없으리라고 본다.

때로 환자는 3대 치료 중에서 어떤 것을 할 것인가 또는 하지 않을 것인가 하는 선택의 기로에 서기도 하는데 3대 치료는 각각 치료의 목적이나 장단점이 다르기 때문에 판단이 대단히 어렵다. 무엇을 버리고 무엇을 실행할지 신중히 결정하지 않으면 안 된다.

예를 들어 목에 암이 생긴 경우를 생각해보자.

수술을 하면 보이는 범위의 암을 깨끗이 떼어내겠지만 성대도 제거되므로 평생 목소리를 내지 못하게 된다. 한편 수술을 하지 않고 항암제와 방사선 치료를 하면 목소리를 잃지는 않겠지만 확실히 암이 제거되었다고 확신하기 힘들고 완치 확률이 30% 정도라고 한다.

이런 경우라면 판단을 내리기가 대단히 곤혹스럽다.

수술로 100% 낫는다는 보장이 있다면 그래도 판단이 용이할지 모른다. 그러나 '수술의 완치 확률이 50% 정도다'라는 경우는 수술을 해서 목소리를 잃는 것에 더해 암이 계속 진행될 확률도 1/2이 되는 셈이다. 이런 경우 어떤 선택을 해야 할까?

치료 후의 인생을 생각하는 것이 중요

'생존'만 생각한다면 완치 확률이 높은 수술을 선택하는 사람이 많을 것이다. 그러나 확률이 1/2밖에 되지 않고 설상가상으로 목소리를 잃게 된다.

세상에서 가장 소중한 것이 목숨이므로 조금이라도 길게 연장하는 것의 중요성이야 두말할 나위가 없다. 그러나 치료 후에도 가급적 삶을 정상적으로 누리는 것 역시 그에 못지않게 중요하다.

"치료하지 않으면 반년 안에 사망할 수 있지만 치료하면 2년은 생존할 수 있다"고 한다면 누구나 망설임 없이 치료할 것이다.

하지만 "만약 치료하면 2년은 살 가능성이 있지만, 그동안은 내내 병원 침대에서 지내야 한다"고 하면 대답은 크게 갈릴 것이다.

주치의는 치료 선택지를 제시하면서 때로 이후 인생의 질보다 얼마나 오래 살 수 있는가 하는 기간(생명 예후라고 한다)에 중점을 두고 말하는 경향이 있다. 우리 의사들은 환자를 살리는 것, 죽지 않게 하는 것이 주요 역할이기 때문이다.

그러나 치료는 의사를 위해 하는 것이 아니다. 환자 자신을 위한 것이다. 따라서 선택은 '이후 인생이 어떻게 될 것인가'라는 폭넓은 시각에서 환자 자신이 해야 한다.

치료법을 직접 선택하는 것이 어려울 수 있다. 그러나 적어도 선택한 치료법에 후회가 남지 않도록 환자 자신이 암 치료의 의미와 각각의 장단점을 알고, 치료 이후의 삶에 대해 충분히 생각해야 할 것이다.

02

표준 치료란 무엇인가?

암에는 '표준 치료'라 불리는 치료법이 있으며, 통상적으로는 이 치료법을 당연한 듯 추천한다. 표준 치료란 주로 수술·방사선·항암제 3대 치료를 중심으로 구성된다. 다만 3대 치료=표준 치료라고 오해하기 쉽지만 꼭 그렇지는 않다.

본래 표준 치료의 의미는 "'이 암'이 '이 상태'라면 '이런 수술'을, 혹은 '이런 종류의 항암제'를 투여하였더니 치료 효과가 높았다"는 식으로 과거 통계적인 해석을 통해 그 영역의 전문가 입장에서 추천 가능한 공통 이해로 선정한 것을 말한다.

즉 수술하는 것 자체가 표준 치료는 아니다. 이 암이 이 상태라면 수술하는 것이 표준 치료, 또는 진행 중인 경우는 수술하지 않고 이 약으로 치료하는 것이 표준 치료라는 식으로 암의 종류나 상황에 맞게 지금까지의 데이터에서 가장 성과가 좋은 치료법을 표준 치료로 한다. 이처럼 선정되지 않은 것이라면 항암제나 방사선 치료라 해도 표준 치료가 될 수 없다.

4기(암이 꽤 진행한 상태)의 상당히 전이가 동반된 상태에서 몽땅 암을 들어내는 수술을 한다든지, 혹은 1기(암이 많이 진행하지 않은 상태)의 조기암 수술 후 재발을 막기 위해 항암제를 투여하는 치료는 표준 치료라 하지 않는다. 즉 항암제 전체가 표준 치료가 되는 것이 아니라 '이런 종류의 암에 대해서는 이 약을 이런 방법으로, 이 정도 기간 투여한 결과 일정 효과가 있었다'고 할 수 있는 것만이 표준 치료가 되는 셈이다.

더불어 많이 오해하는 것 중 하나가 최첨단 치료이다. 최첨단 치료라고 하면 눈에 불을 켜고 달려드는 환자가 있으나 새로운 치료라고 해서 꼭 효과적인 것은 아니다.

'최첨단'이라는 말 그대로 이는 지금까지 없었던 시도이며, 개중에는 '이것이 효과적인지 아닌지 이제부터 판명한다'는 실험적인 치료도 상당수다. 따라서 현재 최선의 치료가 표준 치료인 이상, 최첨단 치료는 표준 치료에 해당하지 않는다. 따라서 '표준 치료로 모든 방법을 써보았지만 효과가 없었다'고 하는 경우에 비로소 최첨단 치료가 시도해볼 수 있는 선택지가 될 것이다.

03

의사나 병원과의
올바른 관계는?

 환자는 대부분 충분한 의학적 지식이 부족하므로 어떤 치료를 해야 할지 스스로 판단을 내리기가 힘들다. 그런데 암 치료 과정에서 때로 의사가 치료법의 선택지를 제시하면 그중에서 골라야 하는 경우도 있다.

 앞서 이야기했듯 통상적으로 의사가 제안하는 것은 의료진의 입장에서 보아 환자에게 베스트라 생각되는 표준 치료이다. 그러나 상황에 따라서는 "이것이 최상의 치료이다"라고 의사 쪽에서 선택하기가 어려운 경우도 있으며, 이때는 어떤 치료를 할 것인지 환자에게 판단을 위임하기도 한다.

 극단적으로 말하면 '다음의 ❶~❸ 중 어느 것을 택하겠습니까?' 하는 식이다.

❶완치는 힘들고 장애가 남을 수 있으나 암 덩어리는 제거할 수 있으므로 수술한다

❷수술은 하지 않고 방사선과 항암제 치료를 하면서 연명을 목표로 한다

❸아무것도 하지 않고 완화치료(Palliative Care)만 한다

이런 경우 선택지마다 각기 일장일단이 있으므로 어느 것이 정답이고 어느 것이 잘못이라 확실히 말하기가 어렵다.

예를 들면 처음부터 ❸을 선택한 사람은 적을 것이다. 그런데 아무것도 하지 않는다고 해서 반드시 생명이 가장 짧다고 누구도 단언하기 어렵다.

❶, ❷에서는 부작용과 합병증으로 괴로울 수 있으나, 암의 위치에 따라서 ❸의 경우는 증상이 뚜렷이 나타나지 않는 경우도 있다. 설령 충분한 정보가 있어도 이처럼 어느 쪽이 가장 좋은지 판단이 어려운 점에서는 크게 달라지지 않는다.

따라서 치료를 받는 환자가 후회 없는 선택을 하기 위해서는 병을 현실적으로 받아들여, 치료의 궁극적 목표가 무엇인지 등을 잘 생각하고 냉정하게 판단을 내려야 할 것이다.

여러 의사에게 물어봐야 할까?

병원 한 곳이 아니라 복수의 병원에서 치료 방침에 대해 의견을 들

는 사람도 꽤 많다. 환자에 따라서는 많은 정보를 얻기 위해 소견서를 여러 장 받는 경우도 있다.

그러나 대부분의 경우 치료 내용이 병원에 따라 크게 달라지지는 않는다. 수도권 유명 병원이든 지방의 중견 병원이든 의료 내용은 거의 같다. 병원이나 의사를 바꾼다고 해서 표준 치료의 내용이 달라지는 경우는 거의 없다.

왜냐하면 표준 치료란 암 치료를 연구하는 의사의 모임(학회 등)에서 정해진 많은 의사의 공통 인식이기 때문이다. 따라서 병원을 바꿔도 전혀 다른 치료법을 추천받는 일은 드물다.

다만 병원에 따라서 치료의 방향이 달라지는 경우는 있다. 앞에 예로 든 ❶, ❷, ❸과 같이 어떤 것도 잘못됐다 할 수 없는 선택지는 의료기관에 따라 추천 순위가 달라질 수 있다.

예를 들면 항문 가까이에 직장암이 생겼다고 하자. 이 경우 수술 치료로는 항문을 포함해 직장을 제거함으로써 이후 영구히 인공항문을 통해 배설하는 수술을 진행할 수 있다. 한편 변을 배출할 수 있는 거의 최소한의 항문만 남겨두는 수술도 있다.

암세포를 최대한 완전히 제거하고자 한다면 항문까지 떼어내는 것이 무난하다. 그러나 환자 입장에서 보면 현 상태대로 항문을 통해 배설할 수 있기를 바라는 사람이 압도적으로 많다.

다만 이런 수술을 하더라도 결국 변이 원활하게 나오지 않거나, 지속적으로 설사가 발생해 엉덩이가 짓무르는 괴로운 상황이 오래 이어지면 최종적으로는 '인공항문으로 하는 편이 좋았다'고 후회하는 상황이 벌어질 수도 있다. 어느 쪽도 일장일단이 있으며, 좋고 나쁨을 단언하기 힘들다.

즉 이 경우는 위험을 감수하고라도 편리성을 추구할 것인가, 아니면 불편하더라도 안전성을 추구할 것인가 하는 선택의 문제이다. 이같이 판단이 어려운 케이스는 의사나 병원에 따라 방침이 다를 수 있으며 환자의 판단도 제각각이다.

또 이런 경우 설명 방법이나 언어 선택도 대단히 까다롭다. 이런 상황에서 주로 여러 의사의 의견이 나뉘는 경우가 많다.

다양한 의사의 의견을 들어보는 것은 환자로서 당연한 권리다. 그러나 어디를 가든 비슷한 의견임에도 여러 병원을 돌아다니느라 치료 개시 시점이 늦어지는 일이 있다. 개인적으로 시간이 아깝게 느껴지는 안타까운 경우를 많이 목격했다.

중요한 것은 주어진 상황에서 어떤 마음으로 이후에 치료를 받고 싶은지 충분히 생각하는 것이다. 이는 자신이 처한 사회적 환경이나 연령 등에 따라서도 달라질 것이다.

의사와 환자의 생각이 다른 경우 어떻게 해야 할까?

무턱대고 진찰을 받을 것이 아니라 우선은 '암'이라고 하는 병의 실체와 현실을 아는 것이 중요하다. 그리고 이후 자신의 인생에 남겨진 시간이 어느 정도인가도 반드시 생각해보길 바란다.

암과 관계없이 언젠가는 마지막에 다다를 수명과 암 이외 지병 등을 고려한다. 그리고 암 치료 후 자신이 살아가는 동안 생활의 질 등을 충분히 숙고하여 어떤 치료법을 선택할 것인지 등 바라는 사항을 주치의에게 전한다.

개중에는 우월한 입장에서 환자의 희망을 전혀 고려하지 않는 의사도 있다. 유감스럽게도 '이것이 당연한 것이니 싫으면 다른 의사에게 가도 상관없다'는 식으로 대한다.

이 같은 분위기에선 자신의 생각을 의사에게 전하기가 주저된다. 의사와 껄끄러운 분위기가 조성되지 않는 것이 좋겠다고 판단해 입을 닫고 의견을 말하지 않으며 불안과 불만을 품은 채 치료에 임하는 환자가 실제로 많을 것이다.

그러나 치료는 누구를 위한 것이 아니라 바로 자기 자신을 위한 것임을 잊어서는 안 된다. 또 치료의 진정한 목적은 암을 작게 하기 위함도, 괴로운 경험을 하기 위함도 아니다. 암이 없던 본래의 상황으로 되돌아가는 것, 조금이라도 그 상태에 근접하기 위함이다. 이것도 건강하다는 것이 전제되어야 한다.

소극적으로 뒤로 물러설 필요는 없다. 의견을 가지는 것은 당연한 일이다. 나의 방향성과 합치하는 의료 기관을 찾는다는 의미에서 여러 의사를 만나는 것은 의미가 있다고 생각한다.

다만 주의해야 할 것은 자칫 희망하는 치료가 명확하게 환자의 상태에 불이익을 끼치는 내용인 경우도 있다. 이때는 의료 기관 측에서 환자의 희망대로 치료를 따라주지 않거나 거부하기도 한다.

억지 주장을 내세우는 것은 바람직하지 않다

한편으론 의학적으로 분명 환자에게 좋지 않은 영향이 예상되는데도 '환자의 희망이니까……'라고 해서 감정적 의견에 동조하는 식으로 치료를 진행하는 의료 기관도 있다.

예컨대 항암제는 환자에게 결코 달가운 치료가 아니며, 항암제를 사용했다고 해서 반드시 완치되는 것은 아니다. 그러므로 "낫는다는 보장도 없는 항암제 치료는 하고 싶지 않다"고 거부하는 환자가 있다. 물론 그 마음을 이해하지 못할 바는 아니다.

하지만 완치를 보장하지 못한다고 해서 의미가 없지는 않다. 만약 항암제 치료의 결과 건강하게 오래 살 수 있다면 완치는 아니더라도 큰 의미가 있다. 항암제 부작용이 힘들지만, 의외로 편안하게 넘기는 분도 있으며 다소 용인할 수 있는 수준의 부작용이라면 해보겠다고 하는 분도 계신다.

애당초 의료 기관 측이 '항암제는 해롭고 메리트도 적다'는 측면을 일방적으로 강조하면 환자는 항암제에 대한 거부감을 가지고 회피할 수 있다. 이는 결코 의학적으로 바람직하지 않은 방향으로 유도하는 결과를 낳는다.

환자의 주장을 무조건 따르는 병원은 NG

환자가 모든 치료의 장단점을 충분히 이해한 상태에서 내린 결단이라면 문제없다. 그러나 표면적인 지식만 가지고 전문가의 이야기는 들으려고 하지 않고 무조건 자신의 뜻에 따라주는 병원만 찾아 치료를 받는 것이 올바른지는 의문이다.

　환자의 희망을 잘 받아주는 의료 기관을 찾는 것은 잘못이 아니다. 그러나 환자의 뜻을 전적으로 다 받아주는 의사나 병원이 반드시 좋은 곳이 아니라는 사실도 함께 기억해두길 바란다.

　의학적으로 진지한 입장에 서서 환자의 입장과 의사를 반영한 치료를 해주는 의료 기관을 찾길 권한다.

6

암의 3대 치료

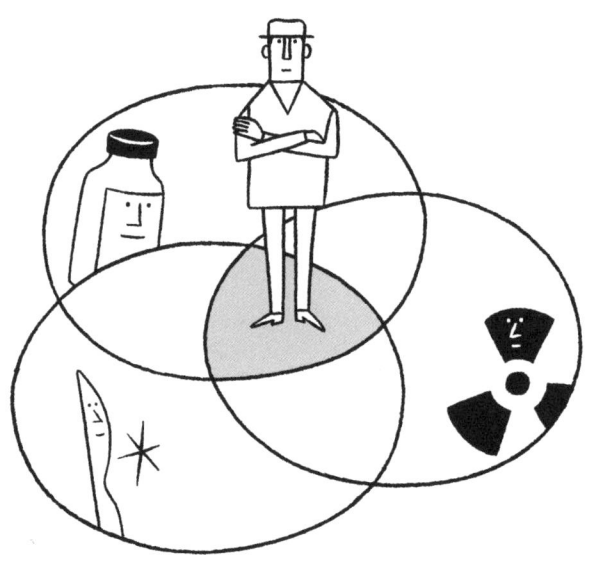

Q 암의 3대 치료란 무엇인가?

암의 3대 치료라 하면 수술, 방사선, 항암제를 말한다.
이들 각각의 치료법의 목적은?
장점과 단점은?
3대 치료에 대해 더 자세히 알아본다.

01

꼭 이해해야 할 암의 3대 치료

암은 몸 안에 본래 없어야 할 이상 세포가 지속적으로 늘어나 덩어리를 만들고, 때로는 혈관이나 림프관을 따라 다른 곳으로 전이되는 질병이다. 생명 유지에 필수적인 장기에 암세포가 크게 증식하면 그만큼 정상 세포가 차지하는 비중이 줄어들기 때문에 기능이 저하되고, 더불어 이동해서 다른 장기의 기능을 저해한다.

따라서 암 치료의 기본은 몸 안에 있는 암세포와 그것이 밀집해서 생성된 덩어리를 떼어내고 이식을 억제하는 것이다.

이를 위한 치료는 수술, 방사선, 항암제(화학요법) 3대 치료 중 어느 한 가지나, 혹은 이중 복수의 방법을 병행하게 된다. 이 세 가지는 대부분 건강보험이 적용되고 어느 정도 의학적으로 효과가 증명되었다.

3대 치료는 각기 목적이 다르다.

이 세 가지 치료는 국소 치료와 전신 치료 2종류로 분류할 수 있다. 국소 치료가 '수술'과 '방사선', 전신 치료가 '항암제'다.

국소 치료란 암 덩어리가 있는 부분(국소)에 대한 치료이며, 암세포가 증식해 모여 있는 종양 덩어리를 포함해 일정 영역이 치료 대상이다. 암은 혈관이나 림프관을 통해 암세포가 전신으로 퍼질 가능성이 있는 질병이지만 국소 치료는 어디까지나 현시점에서 육안이나 영상을 통해 확인 가능한 종양만 대상으로 한다.

뒤에 상세히 설명하겠지만 실제로 메스로 몸을 열어 암세포 덩어리를 물리적으로 제거하는 것이 수술이며, 몸을 열지 않고 방사선의 고에너지로 암이 있는 부분을 태우는 상황을 만드는 것이 방사선 치료이다.

전신 치료란 주사로 약품을 혈관에 넣는다든지, 경구제(먹는 약)를 복용해 몸 전체에 치료약이 돌도록 하여 암세포를 줄이는 치료이다. 몸 전체에 약물이 돌면서 어디에 있는지 파악하기 힘든 암세포까지 제거한다. 항암제 치료나 호르몬요법 등이 이에 해당된다.

암의 3대 치료

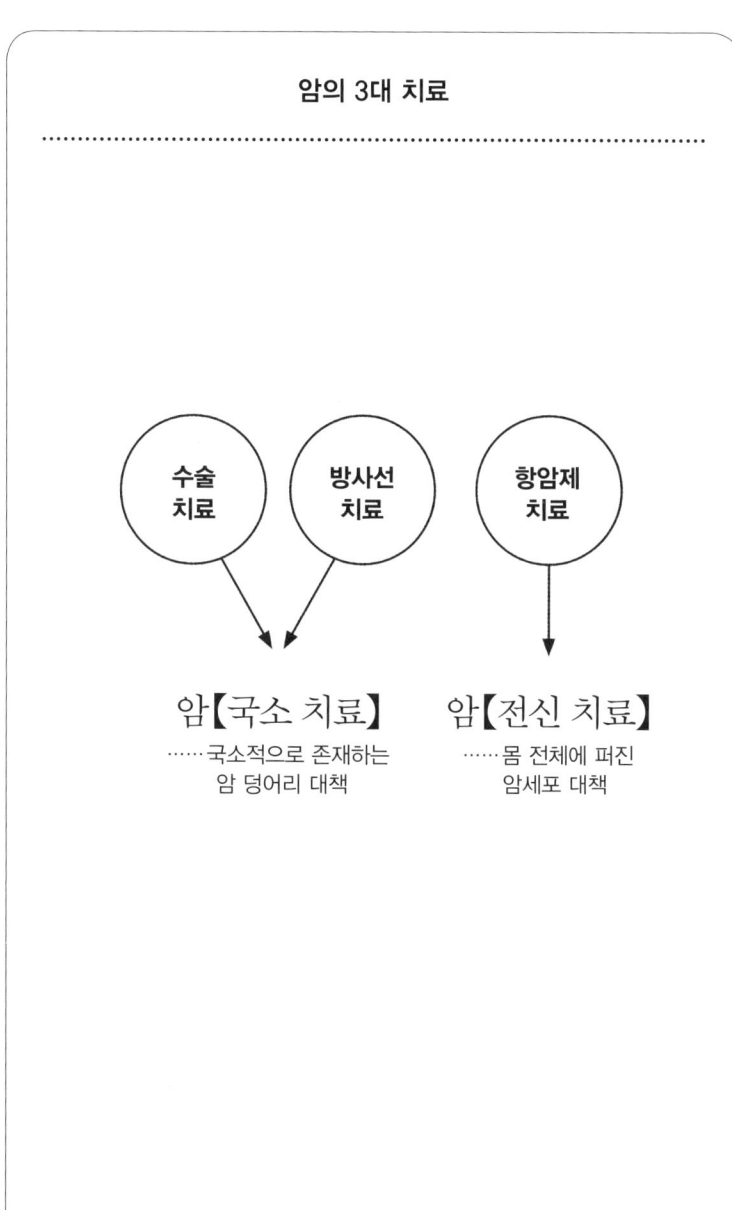

02

수술

우선 수술에 대해 상세히 알아보자.

암이 있는 장기 등을 직접 떼내어 적출하는 것이 수술이다. 물론 무작정 떼내는 것은 아니다. 그렇게 되면 출혈이 멈추지 않아 큰일이 벌어진다. 또 적출한 곳에 중요한 혈관이 있다면 운반되어야 할 영양소가 몸 말단까지 제대로 전달되지 못해 수술 후 남은 부분이 괴사하는 부작용이 발생한다.

암을 완전히 제거하기 위해서는 암이 있는 부분뿐 아니라 정상 부분을 포함한 일정 범위를 떼어낼 필요가 있다. 들어내고 남은 부분이 괴사되지 않고 제대로 기능하도록 영양을 운반하는 혈액의 흐름을 확보한다든지, 불필요한 것을 배설하는 흐름을 확보할 필요도 있다.

또 위나 장 등 소화에 필요한 장기를 절제했다면 음식물이 내려갈 통로를 새로 만들어야(이를 재건이라 한다) 하며, 담관이나 요관을 떼어 낸다면 담즙이나 소변의 출구를 재건해야 한다.

이런 유의 문제에 주의해서 수술한 결과 암세포가 모조리 깔끔하게 제거됐다면 무한으로 증식하던 세포는 더 이상 존재하지 않으므로 암은 완전하게 치료된다.

다만 덩어리로 존재하는 암을 확인하는 것은 비교적 용이하지만 주위에 퍼지거나 혈관이나 림프관을 통해 번진 세포 규모의 작은 암은 아무리 검사해도 확인이 불가능하다. PET(양전자 방사 단층촬영)라는 기재를 이용한 영상 진단으로도 암이 너무 작으면 발견하기 어렵기 때문이다.

따라서 어딘가 다른 장소에 육안으로는 보이지 않는 수준의 전이가 진행되었다면 수술이나 방사선 치료 등의 국소 치료로는 손쓸 방법이 없다.

만약 암 진단을 받을 때 본디 존재하고 있던 암(발원 암이라고 한다) 이외에 이미 덩어리로 전이된 것이 몇 개나 발견된 경우엔 설령 보이는 덩어리를 모두 적출하는 수술을 한다 해도 여전히 다수의 암세포가 남아 있을 수 있다는 예측이 가능하다.

이럴 때는 자칫 수술로 몸을 약화시키기보다 수술이 아닌 다른 치료를 선택하는 경우가 일반적이다.

이때 "완전히 제거하지 못한다는 사실은 잘 알고 있습니다. 하지만 수술로 떼어낼 수 있는 것까지는 떼어낼 수 없을까요?" 하고 말씀하

시는 분도 있다. 하지만 완벽하게 제거할 수 없다는 사실을 알면서 수술하는 경우는 기본적으로 없다.

수술을 하면 몸에 큰 스트레스가 가해져, 이로 인해 남은 암이 오히려 증식해 진행이 빨라지면 수명이 단축될 가능성이 있기 때문이다.

어떤 치료든 마찬가지지만 수술에도 장점과 단점이 있다. 장점만 크게 부각되기 쉬우나 수술로 인해 체력이 떨어지고 면역력이 상당히 저하하는 경우도 있다. 수술의 단점도 분명히 있다.

수술에는 어떤 위험이 동반될까?

장점과 단점을 깊이 고려해서 판단해야 할 것이다.

03

방사선

 수술과 더불어 또 하나의 국소 치료가 방사선 치료이다. 이것은 물리적으로 암을 제거하는 것이 아니라 방사선 에너지를 이용해 암세포에 유전자 변화를 일으켜 사멸시키는 방법이다. 알기 쉽게 풀어 말하면 방사선 에너지로 암 조직을 태우는 방식이라 할 수 있다.
 암세포가 덩어리로 존재하는 부분에 방사선 에너지를 쪼여 치료하므로 국소적인 치료라는 의미에서는 수술과 같다.
 수술로는 암 주위의 정상 조직도 어느 정도 함께 떼어내는 것을 피할 수 없는데, 정상 조직까지 손상된다는 점에서는 방사선 치료도 마찬가지다. 방사선은 몸을 관통하는 에너지이므로 암이 있는 부분만이 아니라 주위까지 에너지가 가해지기 때문에 정상 조직에 영향을 미칠 수 있다. 그래서 방사선 치료의 합병증(어떤 치료가 원인이 되어 일어나는 다른 질병)이 발생하는 것이다.

예를 들면 방사선을 쪼인 부위에 따라서는 피부 염증이나 탈모가 발생한다. 침샘 조직을 포함한 입 주변 영역에 방사선을 침투시키면 침을 만드는 기능이 떨어지기 때문에 입이나 목이 마르거나 미각을 잃는 일도 있다.

또 식도나 복부의 경우 암 주변 정상 식도 조직까지 염증이 발생하거나 명치 언저리의 강한 통증, 장염의 증상인 복통, 설사, 하혈이 나타나기도 한다. 방사선이 닿은 장소와 관계없이 종종 권태감도 나타난다.

그러나 방사선 치료는 수술로 몸의 일부를 제거해 중요한 기능을 잃는 문제를 고려했을 때 대단히 감사한 치료이다. 수술로 목이나 식도의 암을 치료한 경우 목소리가 나오지 않는다든지, 음식을 넘기기 힘들어지는 등 일상생활을 하는 데 중대한 장애를 유발하는 경우가 있다. 또 남성의 전립선암에서는 수술로 인해 남성 기능을 잃을 가능성도 있다. 이와 같이 수술로 발생하는 합병증은 암을 제거하는 문제와 다른 차원의 커다란 대미지가 되어버린다.

만약 방사선 치료로 수술과 동일한 치료 성적을 얻을 수 있다면 방사선 치료는 환자에게 대단히 유의미할 것이다.

최근 진보를 보이는 방사선 치료

그리하여 오늘날엔 방사선 치료를 하면서도 부작용이나 합병증을 줄여 치료 효과를 높이는 연구가 진행되고 있으며 최근 대단히 진보한 암 치료 영역으로 부상하고 있다.

예를 들어 입자선 치료(중립자선이나 양자선)나 정위 방사선 치료(감마 나이프나 사이버 나이프)라고 해서 방사선이 닿는 범위를 최대한 좁게 한정하는 방법이 개발되어 치료 효과 향상은 물론이고, 정상 부위에 영향을 미치지 않게 되었다.

암 치료에서는 수술이 기본이지만, 수술로는 제거하기 힘든 수준으로 암이 진행했거나 암과 관계없이 심장 질환을 앓는 경우 등 환자가 기존에 질병을 가지고 있어서 안전하게 수술하는 것이 어려운 케이스에 방사선 치료로 많이 진행한다. 또 수술로 인해 중요한 기능을 잃는(목소리가 나오지 않는다, 식사가 어렵다) 경우도 수술을 하지 않고 방사선 치료를 많이 선택한다.

수술 치료와 방사선 치료를 비교한 결과 치료 성적에 크게 차이가 없으면 최소 침습(영향이 적은) 치료를 선택할 것이다. 이 같은 상황에서는 이미 방사선 치료가 표준 치료가 된다.

방사선으로 증상을 컨트롤한다

수술 후 흔히 하는 것이 암세포가 남아 있을지 모르는 부분에 방사선을 쪼이는 것이다. 이는 재발을 막는 목적이다. 유방암 수술 후에 흔히 행한다.

최근에는 어디까지나 국소 치료에 중점을 두어 암의 근본적인 치료 수단이라기보다 증상 컨트롤 수단으로 국소 치료가 이뤄지는 케이스가 많아졌다.

예를 들면 많은 분이 뇌로 암이 전이되면 크게 낙담하는데 뇌에 퍼진 암을 장애를 일으키는 부분적 종기라 생각해 여기에 국소 치료로 방사선 치료를 함으로써 증상을 제거한다. 또 같은 장소가 아니라면 몇 군데라도 조사照射할 수 있는 정위 방사선 치료도 개발되어 뇌 전이가 일어날 때마다 감마 나이프(정위 방사선 치료의 하나)로 하나씩 치료함으로써 증상을 오랫동안 컨트롤하는 것도 가능해졌다.

04

수술·방사선의 장점과 단점

　　　　　이번엔 수술이나 방사선과 같은 국소 치료의 장점과 단점을 살펴보자.

　수술은 물리적으로 암을 없애고, 방사선은 그 부분을 집중적으로 치료한다는 안도감이 높다.

　다만 수술은 물리적으로 암이 사라졌다는 것을 확인할 수 있지만 손실되는 정상 조직도 있다. 그리고 수술을 받는다는 것은 심신에 모두 스트레스가 가해진다. 정도의 차이는 있지만 정상적인 기능을 잃어 불편을 느낄 수도 있다.

　방사선은 수술만큼 치료 후 몸 기능을 잃는 등의 장애를 동반하지는 않는다. 정상 세포에 투사된 방사선이 합병증을 일으킬 수는 있으나 수술만큼 분명히 기능이 저하되지는 않는다. 다만 암 덩어리가 제거되었다고 확신하기는 어렵다.

또 수술과 방사선의 공통적인 단점은 모두 국소 치료이기 때문에 혈관이나 림프관을 통해 다른 곳으로 흘러갔을지 모르는 암세포에는 아무런 영향을 미치지 못한다는 점이다.

수술이나 방사선 치료를 해도 만약 다른 곳에 암세포가 남아 있다면 언젠가 검사에서 발견될 정도로 크기가 커지는 시기가 올지도 모른다. 이것이 이른바 암 재발이다.

많은 사람이 재발이란 새로운 암이 발생하는 것으로 잘못 알고 있는 경우가 많다. 제1장의 4 〈전이의 실태〉에서 언급했듯 남아 있던 암세포가 어느 정도 크기의 덩어리가 되어 검사에서 확인되는 것을 의미한다.

우리 의사들은 암 진행의 정도를 종합적으로 판단함으로써 수술 후에도 세포 규모로 암세포가 남아 있을지 모르는 상황을 예측한다.

암 진행도가 3단계 이상이라면 수술 등의 국소 치료에 성공해 암이 외관상 사라졌다 해도 매우 높은 확률로 세포 수준의 암이 남아 있어서 언젠가 재발할 가능성이 높다는 것을 예상한다. 이 경우는 혹시 몸 어딘가에 존재할지 모르는 암세포에 대해서도 사전 예방 차원에서 치료할 필요가 있다.

다만 수술 후 단계에서는 암세포 존재를 예상할 수는 있지만 아직 어디에 있는지 알지 못하기 때문에 수술이나 방사선 치료와 같은 국소 치료가 불가능하다. 결국은 몸 전체를 치료하는 전신 치료를 실시

한다.

 이것이 다음에 설명하는 전신 치료이고, 구체적으로는 항암제 치료나 화학요법 등으로 불리는 방법이다.

05

항암제

　　　　　　수술이나 방사선 치료가 대표적인 국소 치료라면, 항암제(화학요법)는 전신 치료 개념이다. 주사를 통해 항암제를 혈관에 주입하거나 경구제(먹는 약)로 복용함으로써 몸 전체에 약 성분이 돌아 암세포를 물리치는 것이다.

　몸 전체에 약이 퍼지게 해서 눈에 보이지 않는 작은 암세포에도 대응하게 된다. 이는 전신 치료의 장점이다.

　우리는 암을 부분적인 덩어리로만 알고 있지만 본래 전신 질병이다. 암세포가 계속 증식하면서 혈관이나 림프관을 타고 몸 안을 돌아 어디에 덩어리를 만들지 알 수 없기 때문이다.

　국소 치료로는 눈에 보이는 '암'밖에 치료할 수 없지만 항암제는 몸 전체를 돌기 때문에 설령 몸 한구석에 암세포가 단 하나만 있어도 반드시 영향을 미친다. 이는 항암제 치료의 큰 장점이라고 할 수 있다.

항암제 치료는 수술로 암을 떼어낼 수 없을 때나 치료 후 재발했을 때 시행하는 경우가 많으며 단독 또는 방사선 치료와 함께 병행하기도 한다.

또 수술 뒤에도 암세포가 남아 있을 것으로 의심되는 경우 재발을 막는 목적으로 항암제 치료가 이뤄지기도 한다. 이때는 수술 치료 후 보조적 기능을 위한 것이라 보조 요법으로서 항암제 치료라 불린다.

암을 물리치는 것은 항암제가 아니라 면역

그런데 앞에서 "항암제가 암을 물리친다"고 하였으나 정확히 말하면 항암제가 직접 암을 공격하는 것은 아니다. 암을 잡는 것은 본래 우리 몸에 있는 면역이다. 제3장에서 "면역은 치료의 기본이며, 항생물질과 항바이러스 약은 면역을 응원하는 존재일 뿐"이라는 내용을 설명하였는데 항암제의 경우도 마찬가지다.

항암제가 암을 죽이는 약이라 생각하기 쉬우나, 살아 있는 암세포를 직접적으로 죽이는 작용은 없다. 항암제 효과에 관해 적어놓은 글(약국에서 받은 설명서 등)을 읽어보면 알 수 있는데 항암제는 암을 죽이는 것이 아니라 암이 늘어나는 것을 막아주는 약이다. 더 정확히 말하면 암세포만이 아니라 모든 세포의 증식을 방해하는 약이다. 그 때문에 암세포만이 아니라 증식하는 세포를 모조리 억제하는 항암제의 힘이 부작용으로 나타나는 것이다.

본래는 암세포만 정확히 노려 작용하는 약이 바람직하므로 분자표적약(分子標的藥)이라는 치료제도 개발되었다. 그러나 분자표적약은 일부 정상 세포에 과도하게 영향을 미친다는 사실이 밝혀졌다. 또 단독으로는 충분한 효과를 얻을 수 없기 때문에 통상의 항암제와 병행해 사용된다.

결과적으로 지금 널리 사용되는 항암제는 건강한 세포를 포함해 세포 전체의 증식을 억제하는 방식밖에 되지 않는다. 이 때문에 백혈구와 혈소판 감소, 구내염, 설사, 탈모와 같은 부작용이 발생하는 것이다.

다만 부작용의 정도는 사람에 따라 다르다. 부작용이 매우 심하게 나타나는 사람이 있는가 하면 거의 없는 사람도 있다. 자신이 어느 쪽인지를 사전에 알 수 있다면 좋겠지만 기본적으로 일단 해보지 않으면 알 수 없다.

설상가상으로 부작용의 정도는 암 치료 효과와 관계가 없는 경우가 많아, 부작용이 심해도 암 치료에 전혀 효과가 없는 케이스도 있다. 반면에 부작용이 없는데 암 치료에 효과가 나타나기도 한다. 결국은 '해보지 않으면 알 수 없다'는 것이 현재 실정이다.

항암제를 사용할 때 알아두어야 할 것이 어떤 항암제도 영원히 효과가 지속되지 않는다는 점이다. 설령 그 약이 유효하더라도 암세포가 약에 적응해서 효과가 나타나지 않는 때가 반드시 온다. 이를 '내성이 생겼다'고 말한다.

내성이 생겨버린 항암제를 지속적으로 투여하면 치료 효과는 얻지 못한 채 부작용만 발생하므로 치료를 중지할 수밖에 없다(가령 약이 효과가 있어도 부작용이 너무 심할 때도 치료를 지속할 수 없다).

딜레마를 안고 있는 항암제 중지 판단

다만 항암제를 중지하는 판단은 대단히 어려운 문제이다.

항암제 치료 효과는 통상적으로 종양표지자 검사(혈액을 이용하는 임상검사의 하나)와 같은 혈액검사가 아니라 CT나 MRI와 같은 영상으로 판단한다. 항암제를 투여하고 있는데도 암이 커지면 항암제 효과가 없다고 판단한다. 다른 항암제 선택지가 있으면 의사는 그쪽으로 변경해보자고 제안하겠지만, 달리 효과적인 방법이 없으면 항암제 치료를 중지하게 된다.

항암제 치료를 하는데도 암이 커졌다는 것은 약이 효과가 있기 때문에 암 증식 양상이 이 정도 속도에 그친 것인지, 아니면 약이 없어도 본래 이 속도인지 구별하기 어렵다.

이 같은 상황을 의학적 효과 판정으로는 '무효'로 판단하기 때문에 항암제 사용을 의사가 강하게 추천하지 않는다. 대신 항암제 치료에 대한 판단을 환자에게 일임한다.

또 수술 후 남아 있을지 모를 암세포에 대해 항암제 치료를 하는 경우(보조 요법으로 이뤄지는 항암제 치료), 영상으로 나타나지 않는 암을 상대하는 것이므로 항암제 효과가 있는지 판단하기 어렵다. 결과를 알 수 있는 것은 오로지 약을 투여했는데도 이후 재발이 확인될 때, 즉 항암제에 효과가 없을 때뿐이다.

이처럼 수술 후 항암제 치료의 효과 여부를 판단하기 어렵기 때문에 종료 기간을 정해서 실시하는 것이 일반적이다. 기간을 한정하지 않으면 항암제가 제대로 작용하고 있는지 명백하지 않은 상태에서 부작용으로 고통받게 되며, 이는 목적지가 없이 마라톤을 뛰는 것과 같다.

따라서 수술 후 보조 요법으로서의 항암제 치료는 환자의 몸에 부담이 되지 않도록 일정 기간이나 횟수를 정해 실시한다.

그러나 재발 가능성이 매우 높은 경우 의사가 당초 정한 횟수나 시기를 넘겨 좀 더 확실히 하기 위해 치료를 지속할 것을 환자에게 권하기도 한다.

이런 케이스의 환자는 항암제 치료 중단에 대한 판단이 서지 않아 부작용을 견디면서 치료를 지속하거나, 암이 재발해 항암제 효과가 없다는 것이 드러날 때까지 계속 이어가기가 쉽다.

정해진 시간이나 횟수 이상으로 길어지는 것은 이득이 되는 의학적 근거가 부족한 경우가 많으므로 부작용으로 대단히 고통스러울 때는 환자 쪽에서 지속하고 싶지 않다고 의견을 피력할 필요도 있다.

3대 치료의 장점과 단점

	수술 치료	방사선 치료	항암제 치료
장점	▶ 암을 제거할 가능성이 있다	▶ 수술보다 정상 조직의 기능이 저하되지 않는다	▶ 몸 전체에 퍼져 있는 암에 작용한다
단점	▶ 정상 조직까지 일정 정도 손상된다 ▶ 다른 장소로 전이된 암은 떼어낼 수 없다	▶ 암 덩어리가 완전히 사라졌다는 확신을 갖기 힘들다 ▶ 다른 곳에 전이된 암에는 효과가 없다	▶ 맞지 않으면 전혀 효과가 없는 경우도 있다 ▶ 부작용을 동반할 수 있다 ex. 나른함, 식욕부진, 체중 감소, 탈모 ▶ 지속적으로 투여하면 반드시 효과가 떨어진다

06

항암제와 면역

 항암제는 정상 세포까지 포함한 모든 세포의 증식을 방해하는 약이다. 결코 암세포만 노리는 것이 아니다.
 그렇다면 항암제를 사용하면 어째서 암이 작아지는 것일까? 곰곰이 생각해보면 신기한 일이다. 세포가 늘어나는 것을 억제함으로써 암세포 수가 줄어드는 원리에 대해 생각해보자.
 항암제의 부작용 중에 백혈구 감소가 있다. 주로 감소하는 백혈구는 호중구(과립구)라 불리는 세포이다.
 호중구의 수명은 2주 정도로 짧다. 수명이 다하면 2주 후 새 호중구가 탄생한다. 호중구는 2주라는 주기로 '태어났다가 죽는' 사이클을 반복한다. 생성된 호중구는 대부분의 시간을 골수 안에 머무르며 혈액으로 나오는 것은 마지막 1~2일뿐이다.

　항암제가 투여되면 암세포만이 아니라 모든 세포가 증식하는 힘이 억제되므로 골수에 살고 있는 호중구도 제압당한다. 단시간이기는 하지만 새로운 호중구가 만들어지지 못하는 상태가 되는 것이다. 한편 항암제가 투여되기 전에 만들어진 호중구는 본래의 수명을 다해 죽어간다.

　이런 상황이 벌어지므로 정상적이라면 호중구가 생성돼 약 10일 후 혈액으로 나오고, 수명이 다하는 호중구를 새 호중구가 대체해야 하는데 그것이 불가능해지는 것이다.

　이렇게 해서 항암제를 투여하고 나서 약 10일 정도가 지나면 혈액 속의 호중구가 감소하고 그에 동반해 호중구를 주성분으로 하는 백혈구의 수도 줄어든다. 이는 호중구가 생성되는 것과 수명을 다하는 주기가 일치하기 때문에 일어나는 현상이다.

　그렇다면 암세포의 경우는 어떨까.

　암세포는 백혈구와 달리 죽는 세포보다 새롭게 생성되는 세포가 많으므로 호중구에 비하면 총 세포 수가 좀처럼 줄어들지 않는다. 즉 항암제 투여로 인해 '암세포가 줄어든다'기보다는 '늘지 않는다'는 정도이다.

면역의 효과로 암세포가 작아진다

　그럼에도 항암제가 잘 듣는 경우엔 역시 암이 작아진다. 이는 항암제가 암세포 증식을 억제하는 동안 면역이 암을 공격하기 때문이다.

항암제로 암이 작아지는 원리

암 크기가 작아졌다 = 암세포 수가 줄고 있다

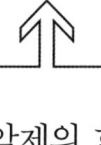

항암제의 효과

○ 암세포가 늘어나는 속도를 억제하고 있다
✕ 암세포를 공격하고 있다

암이 작아지는 이유

항암제 효과로 암이 커지지 않는 동안
암세포를 줄이는 **또 다른 힘**이 작용하기 때문

↓

면역력

항암 물질이 세균이나 바이러스를 직접 죽이는 것은 아니지만 증식을 억제하면 그 사이 면역이 세균이나 바이러스를 공격해 제압한다는 설명을 앞서 한 바 있다. 항암제도 이와 같은 원리이다.

다만 유감스럽게도 항암제에 대해서는 암세포가 내성을 가질 수 있다. 암세포가 약의 효과에 익숙해져서 전혀 듣지 않는 시기가 온다. 내성이 생기면 암세포는 예전의 증식 속도로 되돌아가므로 면역이 다시 지면서 암세포가 커진다.

그러므로 내성이 생기기 전에 면역의 힘을 높여 항암제 효과가 충분히 나타나도록 하는 것이 대단히 중요하다.

07

항암제는 효과가 있나?

 많은 암 환자가 항암제를 사용하고 있지만 이것이 어느 정도 효과적인가에 대해서는 잘 알지 못하는 분도 많을 것이다. '이 항암제는 어느 정도 효과가 있습니까?'라고 할 때의 효과는 주효율(치료로 인한 축소율)로 표시하는 것이 일반적이다. 암은 계속 증식하는 질병이므로, 크기가 커지지 않을 뿐만 아니라 심지어 작아진다면 이는 대단히 훌륭한 효과이다. 일반적인 주효율은 어느 정도일까?

 사실 아무리 성능이 좋은 약이라도 주효율이 고작 50% 전후이다. 암을 상황별로 작은 그룹으로 나누어 그 그룹만의 유효율을 산출한 경우 높은 수치가 나올 수는 있지만, 통상적인 표준 치료로 추천하는 항암제의 주효율은 20~30%이다.

항암제 치료란

항암제는 악성종양(암)의
증식을 억제하기 위한
약제로 제암제라고도 한다

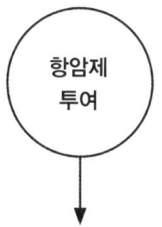

일정 비율의 사람에게
암이 축소되는 것을 볼 수 있다

주효율 **20~30%** ……▶ 통상적인 항암제
주효율 **40%** ……▶ 대단히 효과적인 항암제

＊주효율=치료 실시 후 암이 현저하게 축소되었거나
CT나 MRI 영상에서 나타나지 않는 환자의 비율

주효율의 의미를 더 자세히 이야기하면 '주효율이 30%입니다'라고 할 때 3할의 사람이 낫는다는 의미가 아니다. 10인 중 3인이 암 축소를 보였다는 의미이다. 그리고 그 축소 기간이 최저 1개월 정도 되면 유효하다고 판정한다.

가령 3개월 후에 암세포에 내성이 생겨 약이 듣지 않으면서 암의 크기가 치료 전의 배로 커졌다 해도 그 사람은 유효하다는 30%에 포함된다. 그리고 그 약을 사용한 남은 70%의 사람은 암의 크기에 변화가 없거나 혹은 커졌다는 것을 의미한다. 주효율이 30~50%라고 해도 이 숫자를 높게 볼 것인가, 낮게 볼 것인가는 사람에 따라 제각각이라고 할 수 있다.

또 많이 사용하는 수치적 표현으로 'ㅇ년 생존율'이라는 것이 있다. '5년 생존율이 30%'라고 하면 그 치료를 한 결과 5년 후에 살아 있는 사람이 30% 정도라는 것이 된다. 역으로 말하면 70%의 사람은 5년 후에 사망한 것이며, 30%의 사람도 완치한 것이 아니라 단순히 살아 있다는 의미일 뿐 암 투병 중인 사람도 포함한다.

이 설명은 많은 분에게 절망감을 드리기 위한 것이 아니다. 사실을 알려드리기 위함이다. 현재 항암제의 유효성은 결코 높다고는 할 수 없다. 그러므로 환자는 이 숫자를 더욱 올리기 위해 무엇을 하면 좋을지 생각하는 계기가 되길 바란다.

08

항암제를 어떻게 받아들일 것인가?

환자 중에는 항암제 치료에 의문을 품거나 저항하는 경우가 적지 않다.

치료에 앞서 "이 치료로 암이 완치된다고 확신할 수 없다"는 의사의 설명을 듣는다든지 실제 치료 과정에서 증상이 개선되지 않고 역으로 점점 나빠질 수도 있기 때문이다. "낫지도 않는데 왜 이렇게 힘든 것을 해야 하는가?" 하고 치료를 거부하는 분도 있다.

하지만 설령 일시적이라고 해도 항암제에 의해 어느 정도 암이 축소되는 것은 사실이다. 현재까지 항암제 이상으로 암을 효과적으로 축소시키는 전신 치료 방법은 나타나지 않았다. 그렇기 때문에 환자에게 유익하다고 판단해 표준 치료로 삼는 것이다.

그러므로 당장의 통증 때문에 무조건 의미가 없다고 판단하는 것은 현명한 대책이 아니다. 의사는 환자에게 가장 의미가 있는 치료로 판단하였기 때문에 항암제 치료를 권하는 것이다. 결코 환자를 괴롭힐 목적으로 항암제를 투여하는 것이 아니다.

항암제 투여를 중지할 때

이처럼 치료를 해야 할지 하는 문제부터 고민하는 것이 항암제 치료이지만, 어쨌든 그에 관계없이 항암제 치료를 반드시 중지해야 하는 시기가 온다. 이것은 크게 나누어 다음 두 경우이다.

하나는 항암제를 사용해도 암이 줄어들지 않고 항암제가 듣지 않는다고 판정될 때이다. 효과가 없는 항암제를 계속 투여하는 것은 부작용만 키울 뿐이다. 말하자면 독을 계속 몸에 넣는 셈이 된다.

그러므로 항암제 치료를 할 때는 반드시 정기적으로 검사하여 효과를 체크해야 한다. 효과가 없다면 조속히 항암제를 끊어야 하기 때문이다.

또 한 가지는 치료 효과와 관계없이 부작용이 심해 환자가 견디지 못할 때이다. 예를 들면 부작용으로 백혈구나 혈소판이 과도하게 줄어들어 간장이나 신장 기능이 저하돼 위험한 경우 등은 의사 측에서 검사 결과를 보고 판단하기도 한다. 환자가 무기력증 등의 증상이 심해 자발적으로 중지하는 경우도 있다.

부작용 자각이 심해서 항암제 치료를 포기하겠다고 의사에게 말했더니 "항암제 치료는 참고 받는 것이 당연하죠. 얼마간의 어려움은 참으세요" "죽고 싶지 않으시면 계속하시는 것이 좋습니다"라는 식의 말을 들었다고 호소하는 환자를 만나기도 한다.

그러나 부작용이 얼마나 힘든지는 본인밖에 알 수 없다. 만약 '이렇게 괴로운 치료를 계속하느니 차라리 죽는 것이 낫겠다'고 할 정도로 치료에 저항이 크다면 의사에게 분명히 취지를 전하고 항암제 치료를 중단해야 한다. 왜냐하면 치료는 의사를 위한 것이 아니라 환자가 좀 더 잘 살기 위해서 하는 것이기 때문이다.

의학적으로 유익하다고 증명된 치료를 환자에게 권하는 것은 전문가로서의 의무지만, 치료를 받을지 말지를 결정하는 것은 환자의 권리이며 어디까지나 결정권은 환자 쪽에 있다. 주저할 것 없다. 도저히 참기 힘들다면 주치의에게 확실히 자신의 뜻과 결단을 전해야 한다.

다만 그 결과에 대해서는 모두 본인의 책임이다. 후회 없는 결정을 내리기 위해 충분히 숙고하길 바란다. 항암제 치료를 중단하면 부작용이 사라져 몸이 훨씬 편해지지만 수명은 단축될 수 있다. 물론 매우 드물게 부작용이 사라져 수명이 늘어나는 경우도 있다.

중단한 결과 수명이 늘어날지 줄어들지는 아무도 알 수 없다. 환자의 결단이 올바르든 그릇되든 의사가 그 책임을 질 수는 없다. 그러므로 항암제의 지속적인 투여 여부는 어디까지나 환자의 의지로 결정해야 한다.

항암제 치료를 중지하는 결단은 의사나 환자 모두에게 힘든 일이다. 만약 항암제를 대체할 수 있는 치료가 있다면 다행이지만 차선책이 없는 경우는 의사도 투약 중단을 전하는 일이 괴로우며, 환자 자신도 이를 심리적으로 받아들이기 힘들다.

그 때문에 지푸라기라도 잡는 심정으로 원칙적이라면 중지해야 할 항암제를 계속 투여하는 경우도 있다.

'이전보다 암이 커져서 항암제가 듣지 않는 것으로 판단하지만, 어쩌면 이 약이 효과가 있어서 이 정도 진행에 그친 것인지도 모르지'라든지 '한 차례 효과가 없었던 약이지만 다시 한번 투여하면 어쩌면 이번에는 다를지도 몰라'라고 생각하는 것이다.

항암제 중지 후 원기를 되찾은 환자

그러나 효과적이지 않다고 판단한 항암제 치료를 지속하는 것은 부작용만 초래해 결과적으로 면역력까지 떨어뜨리며 암 증식을 조장한다.

그러므로 항암제가 효과적이지 않다고 판단되는 경우는 항암제 치료를 지속하는 것이 아무런 장점이 없다는 것을 자각하고 치료를 중지하는 용기를 내는 것도 중요하다.

항암제의 항종양 효과가 나타나지 않았다면 이제 남은 것은 최대한 자신의 면역의 힘에 의지해 조금이라도 암을 공격하는 면역의 힘을 보존하고, 나아가 강화시키는 것이 해법이다. 항암제를 중지하면 부작용이 줄어들어 컨디션도 한층 좋아진다.

항암제를 중지한 뒤에 비로소 '몸이 힘들었던 것은 암 때문이 아니라 항암제 때문이었다'는 사실을 깨닫는 환자가 많다. 항암제를 중지하면 많은 분은 식욕이 생기고 원기를 되찾는다.

항암제 치료의 효과가 없었던 경우, 치료 중지가 결과적으로 면역력을 높여 암에 대한 저항력이 강해지는 케이스도 드물게 나타난다. 부작용 증상이 줄어들어 오히려 생명 연장으로 이어지는 것이다. 이런 여러 상황을 두루 참고하길 바란다.

09

항암제는 표준 치료인가?

지금까지는 대표적인 표준 치료 방법의 하나로 항암제가 있다는 것을 설명했는데 정확히 말하면 모든 항암제가 표준 치료인 것은 아니다. 이 점은 많은 분이 오해하는 부분이기도 하다.

항암제에는 많은 종류가 있다. 그중에서 '어느 종류의 암에 대해서는 이 약과 이 약이 듣는다'식으로 통계적으로 뛰어난 효과를 인정받은 조합만이 해당 암에 대한 표준 치료가 된다. 그 이외 항암제나 약의 조합은 표준 치료라 불리지 않는다.

제5장의 3 〈의사나 병원과의 올바른 관계는?〉에서도 설명했듯 암의 표준 치료 내용은 학회 등을 통해 결정한다. 그러므로 다니는 병원이나 담당 의사에 따라 표준 치료 내용이 달라지는 경우는 거의 없다.

표준 치료 중에서 우선순위가 바뀌는 정도이다.

만약 표준 치료 이외 항암제 치료를 실시한다고 하면 이는 '시험적으로 해보자'라는 연구적 요소가 들어 있으므로 임상 연구라 불리며 결코 표준 치료가 아니다.

이 같은 임상 연구를 환자의 승낙 없이 진행할 수는 없다. 만약 실시한다면 반드시 치료에 대해 상세히 설명하고, 연구 대상자로 참가할지를 환자에게 물을 것이다.

7
치료를 통해 지향해야 할 목표

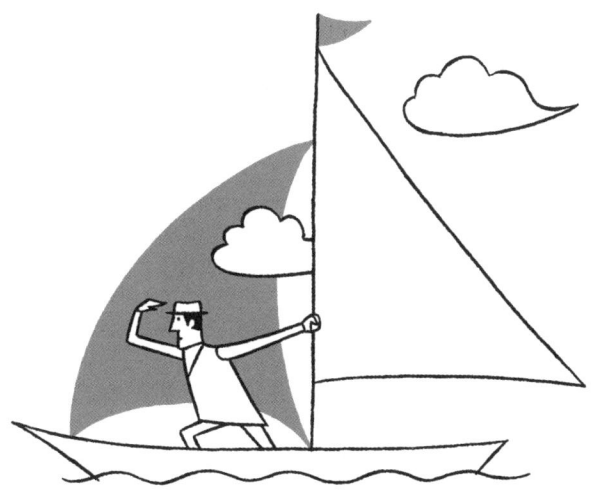

Q 암을 완치할 수 있을까?

A 암을 완치하는 것보다 더 좋은 일은 없다.
그러나 암은 완치하기 힘든 질병이라는 현실도
함께 보지 않으면 안 된다.
치료의 목적은 오로지 암을 '완치'하는 것뿐일까?
**중요한 것은 건강하게 본래 자신의 명을 다하는 것,
즉 '수명 연장'이 아닐까.**

01

치료의 현실적인
목표를 잊지 말 것

 누구나 병을 완치하고 싶은 것은 당연하다. 특히 암과 같이 생명과 관련된 질병이라면 더욱 그러하다. 그러나 암 치료에서는 때로 완전히 낫는 것을 목표로 설정하지 않는 것이 바람직한 경우도 있다.

 누구나 젊은 시절에는 질병이나 부상을 완치하는 것이 당연하다고 생각한다. 그러나 대개 나이가 들어 질병이나 부상의 경험이 쌓이다 보면 '이번엔 완전히 예전 몸으로 돌아가지 않는구나'라는 사실을 깨닫게 된다. 그리고 서서히 질병과 신체 기능 저하에 적응하는 방법을 스스로 익힌다.

 다만 지금까지 웬만한 병에 걸려보지 않은 건강한 사람일수록 암에 대해서도 '완치'를 목표로 애쓰는 경향이 나타난다. 안타깝게도 이것이 환자에게는 결과적으로 해가 될 때가 있다.

치료를 받으면 반드시 결과에 집착한다. 암 치료에서는 합병증이나 부작용 등의 문제는 물론이거니와 그 결과가 심리적으로 큰 영향을 미친다. 치료의 목표를 완수하면 좋지만, 뜻대로 되지 않았을 때는 죽음을 의식하게 되는 중대한 질병이므로 기대와 현실의 갭이 QOL(Quality of Life=생활의 질)을 현저하게 떨어뜨린다. 그러므로 지나치게 비현실적인 무리한 치료 목표를 세워서 후에 오히려 현실을 깨닫고 비관적으로 빠지는 상황은 피해야 한다.

암이라는 질병의 실체를 정확히 알고 현실적인 치료 목표를 세워, 소중한 시간을 낭비하지 않는 것이 중요하다.

완치가 아닌 수명 연장을 목표로

수차례 말한 바와 같이 암세포가 몸에 있다고 해서 즉시 죽음이 닥치는 것은 아니다. 초기 암이라면 충분히 수술로 완치할 수 있다. 그러나 진행 암의 경우 수술 후 보조 요법으로 완치를 꾀하는 경우가 있긴 하지만 수술로 암이 완전히 사라지는, 즉 완치되는 케이스는 유감스럽게도 그리 많지 않다. 암세포는 하나라도 남아 있으면 반드시 증식한다. 그것이 암세포의 성질이며 이런 특징이 돌연 사라지는 상황은 생각하기 힘들다. 그렇다고 해서 '완치가 힘들므로 틀렸다'고 생각하는 것도 적절치 않다. 왜냐하면 설령 완치하지 못하고 몸 안에 암이 남아 있어도 증상이나 불편함 없이 생활하며 천수를 누릴 수 있으면 결과적으로 암이 나은 것과 같기 때문이다.

즉 경우에 따라서는 암 환자가 목표해야 할 것은 '완치'가 아니라 본 수명이 다하는 날까지 불편함 없이 생활을 지속하는 '수명 연장'이 아닐는지.

그러나 병세는 환자에 따라 천차만별이므로 모두의 목표가 똑같은 것은 아니다. 치료를 받는 단계의 증상에 따라 환자가 가져야 할 현실적인 목표가 달라진다. 다음에서는 암의 상태에 따른 치료 목표를 살펴본다.

❶ 영상에 암이 보이지 않는 경우

암 진단을 받았는데도 현재 영상으로는 암이 확인되지 않는 상황을 말한다. 이것은 대부분의 경우 수술 직후다. 진단 받은 암을 떼어 낸 이후이므로 당연하다. 이때는 수술로 한 개의 암세포도 남아 있지 않은 완치 상태일 수도 있고, 사실상 보이지 않을 뿐 암세포가 남아 있는 경우도 있다.

만약 조기암이라면 수술만으로 '암세포'를 완전히 제거해 완치 가능성이 충분하다. 그 가능성이 충분히 예측될 때는 수술 후 추가로 항암제 치료를 시행하지 않는다. 치료는 수술로 모두 종료한다고 생각해도 좋으며, 이후 치료 목표도 필요 없다. 잘 끝났다고 생각하고 일상생활로 돌아가면 된다. 물론 100% 재발하지 않는다고 단언할 수 없으므로 정기적인 검사를 받아 정말로 괜찮은지 확인해야 한다.

남아 있는 암을 어떻게 치료할까?

그러나 조기암이 아닌 경우나, 혹은 수술이 아니라 항암제나 방사선 치료 효과가 나타나 영상으로 판별되지 않는 상황(관해라고 한다)이라면 어떻게 할까.

이런 경우 우리 의료 관계자는 아무리 영상에서 암이 확인되지 않았다 해도 암이 세포 단위로 몸에 남아 있으리라 생각한다. 따라서 조치를 취하지 않으면 확실하지 않지만 언젠가 재차 암세포가 증식해 '암이 재발했다'는 진단을 받을 가능성이 높다고 본다.

다만 암세포는 몸에 남아 있다 해도 그 세포 수는 치료 전에 비해 극감한 상태임에는 틀림없다.

따라서 이후의 치료는 극감한 암세포를 완전히 제거하는 '치료'를 목표로 실시한다. 통상적인 상태라면 항암제 치료가 중심이 된다. 또 암세포가 몸 안에서 어떻게 증식하는가를 생각하면 동시에 면역력을 높이는 보강적 치료를 더해 암세포 퇴치의 가능성을 높일 수 있을 것이다.

이 단계에서 하는 치료는 암세포가 남아 있음을 전제로 한다. 가능성은 낮지만 수술 시 완전히 떼어냈거나, 항암제와 방사선 치료로 완전히 사라졌을 가능성도 부정할 수 없다. 다만 그 결과와 효과는 알지 못한 채 치료가 진행된다.

그러나 만약 암세포가 남아 있지 않은 경우를 생각하면 유해하기만 한 항암제 치료를 장기간에 걸쳐 지속할 수는 없다. 따라서 일정 기간을 제한해 치료가 진행된다.

암세포를 퇴치했는가 하는 것은 이후 경과를 보지 않으면 알 수 없다. 만약 남아 있다면 치료 후 방치한 기간에 암세포가 불어난 경우일 것이다. 그러나 결과는 누구도 알 수 없다. 그러므로 일정 기간의 치료 종료 후에는 자신의 면역력만으로 암세포가 커지지 않도록 목표를 세워 노력하는 수밖에 없다.

만약 유감스럽게도 눈에 보이는 크기로 재발이 확인된 경우에는 다음 ❷로 치료 목표를 전환하게 된다.

❷ 영상 진단에서 암이 확인된 경우

암이라는 진단을 받았어도 수술하지 않았거나, 불가능한 경우, 수술을 했음에도 확실하게 암이 남아 있는 경우, 또는 수술은 했지만 후에 재발한 경우 등이 이에 해당한다. 이 같은 상황에서는 완전히 암세포가 사라지는 '완치'를 현실적으로 거의 기대하기 힘들다.

따라서 치료 목적을 '암을 모두 완전히 없애기'로 하면 얼마 안 가 실현이 어렵다는 사실에 부딪힌다. 목표가 이뤄지지 않는다는 것을 알면 더 낙심해 생활의 질까지 떨어진다.

그러므로 이 경우는 처음부터 현실적으로 어려운 목표를 세울 것이 아니라 '보통으로 생활할 수 있는 상태를 유지'하는 선으로 설정해야 한다.

영상 진단에서 암이 커지거나 작아지는 것과 일상생활의 가능 여부는 반드시 연관되지는 않는다.

암의 크기가 증상이나 생활의 질을 결정하지는 않는다. 암이 커져도 증상이 없으면 자각하지 못할 수도 있다. 그것이 몸에 증상을 일으키는 장소만 아니면 암은 단순히 우리 몸에 불필요한 고깃덩어리일 뿐이다.

 암 치료의 최종적인 목표는 암을 작게 하는 것이 아니다.

 암 진행을 조금이라도 늦추고 때로는 일시적이라도 축소시켜, 장기 부전으로 생명을 유지하지 못하는 상황을 어떻게 막을 것인가, 또 어떻게 하면 증상을 억제하여 일상생활을 지속할 수 있을까 하는 점이다. 이를 충분히 이해하고 자신의 감정을 평정하게 유지할 수 있는 현실적인 목표를 세워야 할 것이다.

02

목표는 '완치'보다
'건강하게 장수하기'

앞에서 "진행 암은 수술로 완치할 가능성이 높지 않다"고 했으나 완치한 환자가 없는 것은 아니다. 그러나 수술을 받은 단계에서는 치료 여부를 당장 판명할 수 없다. 나중에 재발하는가 그렇지 않은가로 결과를 알게 된다.

세포 수준의 암까지 퇴치해서 치료한 사람이든, 그렇지 않은 사람이든 수술 후 생활하는 데 있어서는 아무런 차이가 없다.

수술 후 암세포 단위로 남아 있다 하더라도 수가 적을 때 치료하면 퇴치할 가능성이 있다. 따라서 수술 후 재발을 막고 싶은 환자의 치료 목표는 '낫는 것'에 두어야 한다.

그러나 암이 몸 안에서 확실히 확인되고, 항암제도 듣지 않는 상태라면 어떨까. 물론 낫고 싶다는 희망을 어떻게든 유지하고 싶지만 현실적으로는 어렵고, 그 희망이 꺾이는 것도 시간문제임은 앞서 말한 그대로이다. 그러므로 좀 더 현실적인 목표를 가져야 한다.

환자를 위로하기 위해 가족이나 친구들은 "잘 나을 수 있도록 함께 애써보자"는 말을 흔히 한다.

마음은 충분히 이해하지만 암 완치가 어려운 단계에서 현실적으로 치료를 받고 있는 환자는 조만간 완치의 목표를 실현하는 것이 어렵다는 진단 결과를 의사에게 듣게 된다.

이렇게 되면 낫는 것을 목표로 부작용이나 합병증을 견디며 노력하는 일이 갑자기 허무해지거나, 이전보다 한층 상심하는 예를 흔히 보게 된다. '나을 수 있으리라 생각했는데' 하는 마음이 무겁게 짓누르는 것이다.

그러나 치료의 진짜 목표는 '일상생활이 가능한 상태가 지속되는 것'이다. 즉 조금이라도 건강한 상태에서 오래 사는 것, 무엇보다 수명 연장이다.

'수명 연장'이라는 표현이 열심히 치료에 애쓰는 본인이나 가족에게 다소 소극적으로 들릴 수 있다. 그러나 그 의미를 본인이나 가족이 확실히 이해하는 것이 중요하다.

과도하게 치료 결과에 집착하지 말자

우리가 암에 걸렸든 걸리지 않았든, 수명이 다하는 날은 반드시 닥친다. 암에 걸리면 타고난 수명보다 죽음이 빨리 찾아올지 모른다. 그렇기 때문에 암 선고를 받으면 죽음을 의식해 불안해지는 것이다.

그러나 자신의 생명이 언제 다하는지는 누구도 알지 못한다. 다만 한 가지 말할 수 있는 것은 암 치료는 암으로 인해 수명이 줄어드는 것을 조금이라도 천수에 가까워지도록 늘리는 방법이 될 수 있다는 점이다.

치료를 하는 의사는 정기적으로 검사하고, 그 결과를 평가함으로써 현재의 치료를 지속할지 말지를 판단한다. 암이 작아지면 치료가 효과적이라 판단해 지속하고, 그렇지 않으면 중지하거나 변경하는 결단을 내린다.

그에 따라 환자 쪽에서도 암의 축소나 종양표지자 수치 저하가 치료 목적이 되어버리는데, 그러나 이는 사실 본래 목적에서 벗어난 것이라고 생각한다.

암 치료 과정에서 환자는 의사의 뜻에 따라 움직일 수밖에 없다. 의료 수준이 대단히 높은 국내 병원을 다니고 있다면 이미 현대 의학 수준에서 최고의 치료를 의사에게 받는 것이며 치료 결과는 크게 달라지지 않는다.

그러나 환자 자신이 가진 저항력이나 면역력은 최종적 암 치료 효과에 크게 영향을 미친다. 따라서 환자가 암이 커지거나 작아지는 것에 과도하게 집착하기보다 면역력을 높이는 데 집중하는 것이 좀 더 적극적이라 할 수 있다.

환자가 치료 후 검사 결과에 일희일비하는 마음은 충분히 이해하지만, 사실 이는 그다지 의미가 없다. 그보다 증상이 사라지는 것, 그리고 건강하게 생활을 즐기며 사는 것이 삶의 질이라는 면에서 중요

암 치료의 목적

【암은 치료할 수 있나?】
암 치료=암세포가 하나도 남아 있지 않게 된다
▼
조기암 이외는 현실적으로 매우 어렵다

【진행 암은 치료가 힘든가?】
진행한 암은 완전한 치료가 어렵다
▼
암이 있어도 증상이 나타나지 않는 경우도 있다
중요 장기의 기능 부전이 일어나지 않으면
암이 있어도 사망에 이르지는 않는다

【암 치료의 목적은?】
암이 있든 없든 고통받지 않고 오래 사는 것이다

암 단계가 진행됐다면
치료 목적은
완치가 아니라 **건강하게 생명을 연장**하는 것하다. 이것이 모든 단계 환자가 공통적으로 가져야 할 궁극적 암 치료의 목표가 아닐까 생각한다.

8

3대 치료 이외의
암 치료

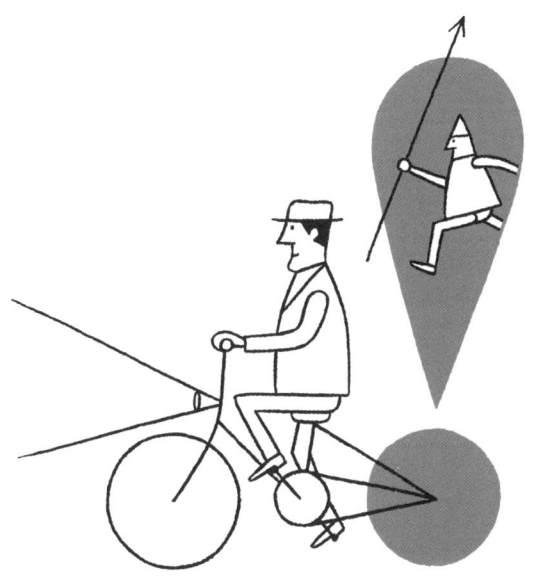

> **Q** 3대 치료 이외의 암 치료에 어떤 것이 있나?

3대 치료 이외에 효과적인 암 치료법에는 어떤 것이 있나? 면역요법이나 완화치료 또는 보험 문제도 포함해 현상을 살펴본다.

01

대체의료의 명암

현재 행하는 암 치료는 수술, 방사선, 항암제라고 하는 3대 치료가 중심이다.

그러나 이외에도 암 치료법이 있으며 대부분이 대체의료라 분류할 수 있다. 이들 대체요법은 현시점에서 표준 치료는 아니나 결코 잘못된 치료도 아니다. 암에 접근하는 방법이 다를 뿐이다.

간단히 말하면 표준 치료는 '암세포'나 '암 덩어리'에 작용하는 것으로 그 결과 암을 줄이거나 제거할 수 있다는 사실이 통계적으로 증명된 방법이다.

한편 대체의학의 상당수는 암에 작용하는 것뿐 아니라 우리 몸이 가진 면역력을 높여 암에 대한 공격력을 강화하는 것이다.

제3장에서도 설명하였는데 본디 우리 몸은 신체를 방어하고 보호하는 '면역'이라는 구조를 갖추고 있으며, 암에 대항하는 면역 역시 작동하고 있다. 대체의학은 주로 이 면역의 힘을 높이는 것을 목적으로 한다. 자신의 몸에 본래 존재하는 면역을 이용하는 것이므로 거의 부작용이 없는 것이 큰 이점이다.

이들 치료법도 표준 치료와 병행해 잘 이용하는 것이 바람직하다고 생각한다. 나의 전문 분야인 면역요법도 대체의료의 한 부분이다.

다만 주의해야 할 점이 있다. 환자가 상세한 정보를 갖지 못한 채 표준 치료를 거부하고, 오로지 대체의료에만 치료를 집중하는 것이다.

대체의료는 병원에서 추천하는 것이 아니라 환자가 직접 모은 정보를 기초로 시작하는 경우가 대부분이다. 환자 중에는 대체의료 기관에서 하는 그럴듯한 설명을 맹신해 아직 의료 효과를 기대할 수 있는 단계임에도 표준 치료를 거부하고 대체의료에만 매달리는 경우가 있다. 이는 대단히 위험하다.

의학적 효과가 증명된 표준 치료에 비해 대체의료는 단독으로는 유효성이 증명되지 않았으며, 아직 주류 의료로 인정받지 못했다.

그러므로 사정에 밝지 않은 환자가 독자적 판단으로 대체의료에만 의존하는 것은 큰 위험을 초래할 수 있다.

능동적인 대체의료

또 대체의료를 주장하는 곳 중에는 돈벌이를 목적으로 한 의심스러운 기관도 매우 많다. 의료적으로 진짜 의미가 있는지 없는지, 단순한 비즈니스인지의 경계선이 애매한 부분도 있어 환자 스스로 현명한 판단을 내리기가 대단히 어렵다.

물론 치료법의 최종 선택권은 환자에게 있지만, 의학적으로 의심스러운 치료법에 혹해 환자가 불이익을 받는 것을 달가워할 의사는 없다. 이런 점 때문에 암 전문의 중에는 대체의료 전반에 불신을 가진 사람도 있다.

그러나 유해하지 않다면 대체의료도 선택지의 하나가 될 수 있다. 확실히 플러스가 되는지 알 수 없지만 현행 치료에 악영향을 미치지 않는 범위라면 이를 이용하는 것은 환자의 권리이다.

사실 해가 없는 것, 의심스럽지 않은 것임을 확인하고 주치의에게 이해를 구한다면 시행해보는 것도 의미가 있다.

대체의학의 좋은 점은 통상 의료와 같이 의료 기관이 주도하고 환자가 수동적이 되는 치료가 아니라 환자 자신이 선택하고 능동적으로 실천하는 점이다. 암 치료 중에는 가능하면 적극적인 정신 상태를 유지하는 것이 대단히 중요하다.

적극적인 자세는 환자 자신이 가진 면역력을 높이기 때문에 현재 실시하는 의료에 보조해서 암을 억제하는 데 작용할 것이다.

02

제0의 치료법=면역요법

　　　　　내가 전문으로 연구하는 면역요법은 흔히 '암에 대항하는 제4의 치료'라 불린다. 그러나 나는 이런 비유에 위화감을 느낀다. '제4의 치료'라는 표현은 '앞으로 수술·방사선·항암제 치료라고 하는 3대 치료와 어깨를 나란히 할 가능성이 있는 차세대 치료'라는 기대가 담긴 의미일 것이다. 그러나 제4라는 순서가 붙으면 '3대 치료가 끝난 뒤에 해야 할 치료'로 오해받기 쉬운 일면이 있다.

　간단히 이기지는 못하지만 면역은 암과 항상 싸우고 있으며, 암세포를 제거하는 역할도 하고 있다. 수술이나 방사선 치료 후 남아 있을지 모르는 암세포를 제거하려 노력하며, 그 나름으로 제압하기 위해 작용한다. 앞에서 언급했듯 항암제가 암 증식을 억제하는 사이에 암을 제거하는 것도 면역의 기능이다.

즉 면역을 높이는 것은 치료의 기초적 토대를 강화하는 것이다. 따라서 '제4의 치료'라고 하기보다 '제0의 치료'라는 비유가 더 맞다고 개인적으로 생각한다. 토대가 되는 치료로서 면역은 언제나, 어떤 상황에서도 증강해야 한다.

그런데 면역이 언제나 똑같은 일정한 수준이 아니다. 우리의 면역력은 강해지기도 하고 약해지기도 하는 등 변화한다.

그리고 외부의 도움을 빌리지 않으면 힘을 키우지 못하는 면역이 있는가 하면 환자의 노력으로 강해지는 면역도 있다. 그러므로 암 환자는 가능한 범위에서 자신의 면역력을 높이는 것이 중요하다.

물론 면역력만으로 암의 크기를 축소시키는 것이 대단히 어려운 것도 사실이다. 그러나 면역이 강화되면 모든 치료의 결과가 변화한다. 수술 후 암이 재발하기까지 시간이 늦춰진다든지, 항암제로 기대할 수 있는 효과도 높아지기 때문이다.

우리가 생명을 유지하는 한 면역은 본능적으로 반드시 작용한다. 가령 모든 치료를 종료해 "이제 가능한 것은 아무것도 없습니다"라는 선고가 내려져도 면역을 강화해 조금이라도 암이 증식하는 속도가 지연되면 결과적으로 생명을 위협하는 주요 장기의 기능 부전에 이르는 시간이 늦춰지며 이로써 생명이 연장된다.

그러므로 어느 시기에나 면역력을 높이는 것은 항상 중요하다.

03

면역요법의 과제

최근 들어 면역요법의 인지도가 조금씩 올라가고 있지만 "효과가 의심스럽다"고 말하는 의사도 있다. "면역요법을 시도해 보고 싶다"는 환자에게 "더 이상 방법이 없으면 그때 최후의 수단으로 강구하면 어떻겠습니까?" 하고 말하는 의사도 있다고 들었다. 그러나 면역요법은 방법이 다 끊긴 뒤에 시작하기보다 가능하면 빨리 시작하는 것이 효과적이다.

면역요법이 일부 의사들에게 좋은 평가를 받지 못하는 요인은 크게 두 가지다.

하나는 의학적으로 유효한지 증명되지 않았다는 점이다.

암 치료법이 의학적으로 효과가 있는지의 문제는 현재 '암 사이즈가 줄었나'와 '생명 연장이 가능한가'로 증명할 수밖에 없다.

우선 축소 문제에 있어서는 '면역요법(면역세포요법이나 백신요법)을 단독으로 실행해 암이 작아졌다'고 긍정하는 임상 시험의 결과가 현 단계에 그리 많지 않다. 또 면역요법은 단독 임상 시험보다 방사선 치료 등과 함께 시도하는 경우가 많아 면역요법의 단독 효과를 의학적으로 증명하는 것 자체가 어렵다.

물론 면역요법만으로 암이 작아질 수는 있다. 그러나 항암제에 비하면 주효율이 낮다.

따라서 만약 항암제와 면역요법 두 가지 중 어느 한쪽을 선택해야 하는 상황이라면 표준 치료인 항암제를 시행하는 것이 좋다. 다만 보조적인 치료를 포함해 면역요법이 암 치료에 유효하다는 사실은 적지 않은 의료 관계자가 인정하고 있다. 주효율 결과만으로 '면역요법은 효과가 없다'고 단정하는 것은 본질적이지 않다.

면역요법에는 제약 회사가 투자하지 않는다

그리고 또 한 가지 의학적 치료 효과의 기준은 생명 연장이 가능한가 하는 점이다. 그러나 이것은 암이 작아졌는가 하는 기준과 달리 수개월에 판명 나는 것이 아니다. 연구 대상이 된 모든 환자의 생존 기간을 장기간에 걸쳐 조사해야 하므로 상당히 긴 연구 기간이 필요하다.

그리고 통계적으로 효과가 있다고 증명하기 위한 연구 디자인을 고려한다면 많은 참가자, 즉 환자가 필요하며, 관찰도 장기간에 걸쳐서 이뤄져야 하므로 막대한 연구 비용이 뒷받침되어야 한다.

일반적으로 치료 연구에는 막대한 비용이 드는데 그 약을 판매할 예정인 제약 회사의 선행 투자로 비용을 갹출한다. 그러나 면역요법에 대해서는 제약 회사가 좀처럼 스폰서로 나서지 않는다.

최근 제4장에 기술한 바 있는 면역 체크포인트에 제약 회사가 효과적인 약 개발에 참여하는 사례가 있지만 면역요법 전반으로 본다면 제약 회사의 투자가 적은 상황이다. 면역요법(특히 세포를 이용한 면역세포요법) 전반에 제약 회사가 참가할 메리트가 적기 때문이다.

면역세포요법은 암의 3대 치료인 수술이나 방사선, 항암제 등에 비해 많은 약이나 기재가 필요하지 않기 때문이다.

그러므로 제약 회사가 면역요법 연구에 돈을 투자해 유효성이 증명된다 하더라도 이후 제약 회사의 약이나 기재를 대량으로 사용할 필요가 없다. 따라서 제약 회사가 선행 투자를 할 메리트가 떨어져 면역요법 연구에 의욕적으로 참가하지 않는 것이다.

이런 이유로 면역요법의 유효성이 의학적으로 증명되지 못하는 것이 유감스럽게도 현재 상황이다.

그러나 치료 의의를 생각하면 면역요법에도 잘 알려진 효과는 있다. 거듭 언급했듯 면역은 모든 치료의 기본이 되며, **면역력을 높이면 표준 치료의 효과도 한층 높아지기 때문이다.**

또 한 가지 면역요법의 문제가 **면역요법을 사칭하는 악덕 업자가 있**다는 점이다. 따라서 면역요법 자체가 환자만이 아니라 의사에게까지 일종의 편견을 만들고 있다. 이는 면역요법만이 아니라 대체의학 전반이 안고 있는 문제이다.

최근 암 관련 비즈니스가 대단히 성행하고 있다. 효과도 검증되지 않은 고액의 상품을 강매하는 업자를 많이 볼 수 있다. 이 같은 '암 비즈니스'의 특징은 의학적으로 불가능한 높은 치료 효과를 선전하는 것이다. 그래서 지푸라기라도 잡고 싶은 환자들의 절박한 심정을 교묘하게 이용한다.

악덕 '암 비즈니스'에 환자가 속는 사례가 나타나면 일부 의사는 마치 면역요법 전체가 악덕 비즈니스인 양 치부하고는 한다.

그러나 나는 면역요법 자체는 의미가 있는 치료법이라 확신하고 있다. 그러므로 우선 환자의 이익을 위해, 그리고 면역요법에 대해 편견을 조장하지 않도록 하기 위해서도 부디 환자들은 악덕 업자에 주의하기를 부탁하는 바이다.

면역요법에 대해서는 다음 장에서 더 상세히 알아보도록 한다.

04

대체의료와 보험 진료

　　　　　　해외에서는 복용하는데 국내에서는 보험 적용이 되지 않는 항암제가 있다. 그래서 '이 약이 하루라도 빨리 보험 적용이 되도록 하자'는 운동이 환자나 가족을 중심으로 벌어지기도 한다.

또 나의 전문 분야인 면역요법도 건강보험이 적용되지 않는다.

"효과적인 방법이라면 왜 건강보험이 되지 않습니까?" 하고 물어보는 사람도 많다. 암 치료를 받는 환자 입장에는 건강보험이 적용되면 말할 수 없이 큰 도움이 된다. 그러나 유감스럽게도 현 단계에서는 큰 벽이 있다.

어떤 치료제가 보험 진료에 적용되는가 하는 문제는 과연 어떻게 결정될까.

유효성, 안전성, 원자재 확보가 인가의 기준

새로운 치료법이나 약이 보험 적용으로 인정받는 문제는 치료의 효능을 인정할 수 있는가 하는 확증이 가장 중요한 쟁점이다. 즉 안전성이 중요하다.

또 하나의 시점은 의료 경제적으로 보험으로 부담할 수 있는 재원이 확보되는가, 즉 건강보험에 적용되었을 때 그 부담분을 조달할 수 있을 만큼의 자금이 나라에 있는가 하는 점이다.

우선 안전성 면에서 이야기하면 설령 어떤 항암제가 해외에서 사용되고 있다고 해도 국내에서 똑같이 안전하다고 단언할 수는 없다. 서구인과 동양인은 체격도, 체질도 다르다.

만약 그 약을 사용한 결과, 심한 부작용을 일으킨 환자가 발생한다면 이를 승인한 국가는 소송을 당할 수도 있다. 보험 적용을 인정한다는 것은 국가가 그 약의 사용을 인정한다는 것이 되고, 국가도 리스크를 부담하는 것이므로 치료의 유효성이나 안전성이 확보되지 않으면 보증할 수 없다.

나의 전문 분야인 면역요법은 '안전성'에서는 상당히 인정받고 있다. 그러나 문제는 '유효성'을 인정받을 수 있는가 하는 점이다.

치료를 받는 쪽에서는 면역요법의 장점에만 집중할 것이다. 나도 면역요법은 모든 암 환자에게 이득은 있지만 해는 없다고 생각한다. 그러나 그 유효성을 객관적 데이터로 어떻게 나타낼 수 있을까? 앞에서도 말했듯 이는 대단히 어려운 문제다.

면역요법으로 암이 작아졌다고 하면 객관적으로 유효성이 입증되겠지만, 실제로 작아지는 것은 그렇게 확연하지 않다. 암 진행이 '명확하게 느려졌다'고 주장해도 이를 증명하려면 대단히 많은 환자가 참여한 임상 연구라는 틀에서 의미 있는 결과가 나와야 한다.

나아가 만약 그 효과를 증명했다고 해도 '현저하게 작아졌다'는 임팩트 있는 결과가 아니라 '진행이 느려진다'는 정도로는 승인이 나기 어려우며 환자의 평가도 받기 힘들다.

의료비를 부담하는 것은 누구?

여기에 또 하나의 큰 문제는 만약 면역요법이 건강보험으로 인정받으면 그 보험의 의료비를 누가 부담하는가 하는 문제이다. 분명 국민의 세금이 될 것이다. 현재 우리가 이용하는 의료비 전체의 약 9할이 세금 또는 모두가 부담하는 보험료로 충당된다.

현재 암만이 아니라 많은 질환 영역에서 새로운 치료법이나 약, 진단 기술 등이 개발되어 차례로 새로운 보험 적용 신청이 진행되고 있다. 국가로서는 사용할 수 있는 돈에 한계가 있는 이상 매년 뭔가를 깎고 또 뭔가를 늘리느라 큰 어려움을 겪는다.

더욱이 현재 고령화 사회로 진입하면서 국민 의료비가 지속적으로 늘어나는 추세라 커다란 논란의 불씨를 안고 있다.

면역요법이 보험으로 인정을 받으면 대단히 훌륭한 일이라 생각한다. 그러나 만약 인정을 받으면 이를 일부 암에 한정하지 말고 모든 암에 적용하라는 목소리가 높아질 것이다. 그리고 이는 조기암이든 말기 암이든 모두 같다. 이 말은 면역요법의 보험 적용이 인정되면 보험 적용 환자가 순식간에 증가한다는 의미이다.

    그러나 면역요법은 한 사람 한 사람 맞춤 치료이므로 치료 단가를 낮추는 것에 한계가 있다. 그 거액의 의료비 부담을 과연 어떻게 할 것인가?

    통상의 의료비를 깎는 것도 어려우니 그렇다면 세금을 늘려야 하지만, 이도 간단치 않다. 많은 국민에게 혜택이 가는 의료비 예산을 우선적으로 떼고 나면 치료 효과가 크지 않으면서 비용은 많이 드는 면역요법이 현 단계에서 건강보험의 적용을 받는 것은 대단히 어려울 듯하다.

05

완화치료를 유연하게 생각한다

'완화치료'라는 말을 들어본 적이 있는가.

암 완화치료 또는 완화 케어란 암 그 자체를 치료하는 것이 아니라 암으로 인해 발생되는 통증이나 고통과 같은 증상을 완화시키는 것을 중심으로 한 의료의 하나이다.

최근에는 표준 치료가 종료되면 '최적 지지 요법인 BSC(Best Supportive Care)로 이행한다'는 등의 표현을 흔히 듣게 되었다. BSC나 완화치료는 거의 같은 의미이다.

어쩔 수 없는 일인지 모르지만 완화치료라는 말에 처음부터 적극적인 환자는 그다지 없다. '완화치료라는 말이 나오면 끝이다'라고 소극적인 태도를 취하는 경우가 많다.

호스피스(완화치료를 하는 시설)를 '암 환자가 죽기 위해 가는 곳'이라 생각해 아예 이야기 자체를 꺼리는 분도 있다. 일반 병원에서는 완화치료 전문가가 아니라 주치의가 치료와 병행해 통증을 경감시키는 처방을 하는 정도이므로 환자도 스스로 적극적으로 완화치료를 받겠다는 생각을 하기 힘들다.

그러나 완화치료란 본래 문자 그대로 병의 괴로움이나 증상 완화를 꾀하는 것이므로 만약 통증이나 불쾌감 등의 증상이 있다면 어떤 단계에서든 완화치료를 받아도 상관없다.

유감스럽게도 암을 작게 하는 치료에는 한계가 있다. 그러나 거듭 말했듯 암 치료의 목표는 암을 없애거나 작게 하는 것만이 아니다. 가급적 일상생활을 즐기면서 본래 수명에 가깝게 연장하는 것이다. 즉 '인간다운 생활의 질=QOL(Quality of Life)'을 높여 생명을 유지하는 데 있다. 이를 위해 가능한 의료는 다양하다.

QOL은 환자가 자각하는 다양한 증상에 따라 크게 좌우된다. QOL의 유지를 위해 중요한 것은 암을 없애는 것보다 증상을 없애는 것이다. 암 증상을 조금이라도 떨어뜨리면 QOL이 유지되고 이것이 면역력을 향상시킨다. 나아가서는 암 진행을 억제하여 생명 연장으로도 이어진다.

이렇게 증상을 없애거나 줄이는 것을 전문적으로 하는 의료가 완화치료이다. 그러므로 '완화치료는 절대 받고 싶지 않다'고 꺼림칙하게 받아들일 것이 아니라 필요에 따라 이용하는 것이 좋다.

항암제 치료는 효과가 보이지 않는다면 중단해야 한다고 앞서 말했다. 그러나 암세포에 대한 치료를 중단해도 인간이 인간답게 살기 위한 의료, 즉 증상이 있다면 이를 억제하는 의료는 필요하다. 이 경우엔 암 치료 전문의보다 증상 완화 전문의가 담당하는 것이 좀 더 적절한 판단을 내려줄 수 있다.

완화치료는 아무래도 경원시하는 영역이지만 올바른 인식을 통해 적절하게 자신에게 도움이 되는 방법을 고려해볼 것을 권한다.

9 면역력을 높여라

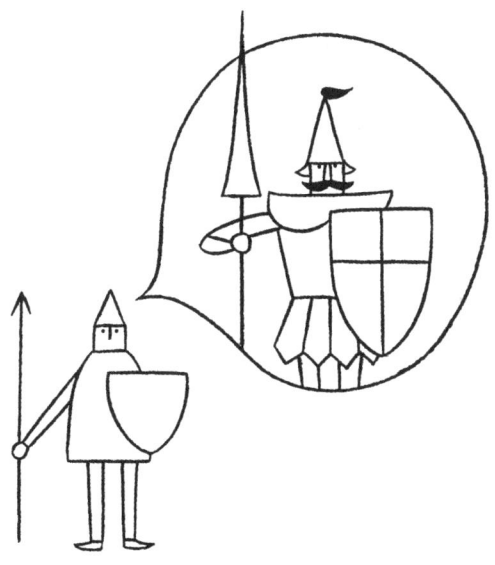

Q 암 치료에 효과적인 면역력을 높이는 방법은?

암 치료에서 면역력을 높이는 것의 중요성은
이제 잘 이해하였을 것이다.
다만 면역은 본능적인 기능이라 본인의 의지에
좌우되지 않는다.
그러나 최근 **면역의 기능을 높이는 몇 가지 방법이
밝혀지고 있다.**
이번 장에서는 나의 전문 분야인 면역요법에 대해 알아본다.

01

면역력을 높이는 타이밍

지금까지 설명을 통해 암 치료 중인 환자든 건강한 사람이든 면역의 중요성에 대해서는 이미 충분히 이해했으리라 생각한다. 그러나 면역력을 높이겠다고 마음먹는다고 해서 간단히 되는 것이 아니다. 면역은 우리의 의지와 관계없이 작용하기 때문이다. 그러나 의학 기술의 진보로 인해 면역의 효능을 인위적으로 높이는 것이 가능해졌다.

바로 면역세포요법이다. 이것을 간단히 설명하자면 환자 본인의 면역세포를 몸에서 추출, 배양해 강화한 다음 다시 체내로 되돌리는 치료법이다.

면역요법에 관해서는 "더 이상 손쓸 방법이 없으면 마지막에 하라"

고 말하는 의사도 있는 듯하나 이는 면역요법에 대해 잘 모르고 하는 말이다. 면역요법은 치료 개시 시기가 빠르면 빠를수록 효과적이다.

나는 오랜 시간 면역세포요법을 연구·실천해오면서 비교적 건강한 환자일수록 면역요법이 효과적이라는 것, 또한 특히 수술을 막 끝내서 암세포가 체내에 거의 없을 때 더 성과가 잘 나온다는 것을 경험을 통해 알고 있다. 이를 뒷받침하는 연구 결과도 많이 나와 있다.

어쨌든 면역력을 높이는 것은 어느 시기든, 어떤 상태에서든 중요한 일이다. 암 진단을 받은 직후든 치료 중이든 이는 달라지지 않는다.

기적 같은 치료 효과를 기대하지 말 것

그러나 나는 모든 환자가 면역요법을 시도해야 한다고는 생각하지 않는다.

첫 번째 이유로 치료비가 고가라는 점이다. 면역세포요법은 환자의 혈액을 채취해 그 안에 있는 면역세포를 체외에서 배양해 신체로 되돌리는 치료이므로, 위생 관리 등에 대단히 비용이 많이 든다. 또 건강보험도 적용이 안 되기 때문에 막대한 비용을 전액 자비로 부담하지 않으면 안 된다.

두 번째 이유는 암이 눈에 띄게 작아지는 극적 효과가 있는 것이 아니라는 점이다. 면역요법은 의미 있는 치료이지만 기적적인 효과는 없다. 환자에 따라서는 만족하지 못하는 경우도 있다.

기적 같은 치료 효과를 기대해 고액의 치료비를 부담했는데도 효과가 없다면 더 낙담해 QOL 향상은커녕 역효과가 나고 만다.

면역요법은 목적이나 기대 효과를 충분히 이해한 뒤에 받아야 하는 치료이다. 뒤에서 더 상세히 설명하겠지만 만약 기적 같은 효과가 있다고 부추기는 곳이 있다면 이는 이른바 '암 비즈니스'이며 속임수일 가능성이 높다고 생각해야 할 것이다. 스스로 충분히 납득이 되지 않으면 면역요법은 받지 않는 것이 좋다.

면역요법을 받지 않았다고 해서 면역력을 높이지 못한다고 생각할 필요는 없다. 면역요법은 면역력을 높이는 방법의 하나이고, 면역력을 높이는 방법은 그 외에도 있다. 그중에서 가능한 것을 찾아서 몸에 해가 되지 않는다면 적극적으로 실천해봐도 좋을 것이다. 그런 만큼 치료 효과를 올릴 가능성이 있다.

마법과 같은 효과를 기대해서는 안 되겠지만 면역력을 높이는 수단이므로 암 진단 직후부터 시도해야 한다고 생각한다. 시작하는 시기가 **빠를수록** 효과가 있는 것은 틀림없다.

02

수상한 면역요법에
걸려들지 마라

　　　　　면역력을 높이는 의료 방법에 여러 가지가 있지만 면역요법이든, 그 외 대체의료든 면역력을 높이는 치료에는 대부분 부작용이 없다. 그러므로 어떤 방법이 가장 좋은지 따지기보다 '유해하지 않다'는 확증이 있으면 가능한 범위에서 하나라도 많이 시도해볼 일이다.

　환자는 어느 치료법이 가장 효과적인지 조사하는 실험 대상이 아니다. 그야말로 지금 바로 암 치료를 해야 하는 처지이다. 생명은 단 하나밖에 없다. 해가 되지 않는다면 무엇이든 시도해보는 것이다.

　다만 면역 관련 의료 전반에 대해 말하자면 면역력을 높이는 것만으로 암이 치유되는 꿈같은 일은 결코 없다. 이 사실을 분명히 염두에 두고 설명을 듣거나 치료에 대한 판단을 해야 한다.

면역요법이 암 치료에 일정 효과가 있지만 일반 의사 중에서도 면역요법을 공공연히 비난하는 분도 있다. 그들이 이렇게 생각하는 가장 큰 원인은 면역요법을 이용한 악질 의료 기관의 존재이다. 이런 의료 기관은 대체로 영리를 최대 목적으로 성실하지 않은 치료를 하기 때문이다.

일부 기관 중에는 면역요법을 홍보하면서 '이 치료를 하면 의사가 포기한 암도 고칠 수 있다'는 식으로 과대 선전을 하기도 한다. '치료 효과가 70%'라는 식으로 높은 수치를 제시하면 지푸라기라도 잡고 싶은 심정으로 고액의 치료비를 지불하는 환자가 발생하는 것이다.

표준 치료를 거부하는 의료 기관은 의심스럽다

그러나 만약 정말로 70%의 치료 효과가 있다고 하면 이 세상에 존재하는 어떤 암 치료보다 효과적인 셈이다. 현재 이 같은 기적의 치료법은 존재하지 않는다.

면역요법에 관해 과대광고를 하는 곳이 적지 않은 탓에 모든 면역요법이 돈벌이를 우선하는 악질적 치료법인 양 오해를 받고 있다. 오랜 세월 동안 암의 면역요법을 성실하게 연구해온 나로서는 매우 안타까운 일이 아닐 수 없다.

설상가상으로 면역요법을 실시하는 시설 중에는 표준 치료(수술이나 항암제 투여)를 부정하는 곳도 있다. 이것 역시 큰 오류가 아닐 수 없다.

표준 치료는 수술이든 항암제 투여든 큰 고통이 뒤따른다. 그럼에도 종합적으로 판단했을 때 환자에게 효과적이고 적절하기 때문에 표준 치료로 정해진 것이다.

　물론 합병증이나 부작용은 가급적 피하고 싶은 문제이다. 일부 사기성 면역요법 업자들은 단지 이 부분만 강조해서 기피하고 싶은 환자의 마음을 미끼로 "한결 안전하고 편한 치료법"이라며 유혹한다. 그 결과 "항암제 치료는 하지 않겠습니다. 면역요법을 시행하고 있으니 괜찮습니다" 하고 표준 치료를 거부하는 환자가 발생하기도 한다.

　수상한 의료 기관이 면역요법을 남용해 불성실한 치료를 하는 탓에 일부 의사들이 '면역요법은 인도나 의사의 윤리에 반한다'는 의식을 가지는 것이다.

　유감스러운 일이나 간혹 악질 의료 시설에 환자들이 당하는 사례가 발견되면서 면역요법을 시행하는 모든 의료 기관이 같은 부류로 취급되고, 면역요법 그 자체가 큰 비난을 받는다.

　최근 몇 년 사이 면역요법을 실시하는 의료 기관이 비약적으로 증가했다. 그러나 이들이 꼭 성실하게 치료하는 것은 아니다. 영리를 최대 목적으로 하여 현실적이지 않은 선전 문구만 크게 떠벌리는 곳이 상당수이므로 주의하길 바란다.

　본래 면역요법의 목적은 환자에게 신체적으로 부담을 주지 않고 조금이라도 면역을 높여 암세포 억제를 유도하는 것이다. 현재의 면역요법은 암을 낫게 한다기보다 암과의 전쟁을 유리하게 이끌기 위한 **치료**라는 점을 다시 한번 강조한다.

03

세포를 교육해 암을 공격한다

　　　　　　　　현재 면역요법의 중심이 되고 있는 것이 제4장 4에서도 언급한 바 있는 면역세포요법이다.

　여기서는 면역세포요법에 대해 좀 더 상세히 설명하도록 하겠다.

　지금까지 강조했듯 면역반응이 암에 대해 제대로 작동하지 못한 것은 활동을 방해받기 때문이다. 이 성질을 수정하면 암에 대해서도 면역이 한층 공격적이 될 것이다. 현재 실시하고 있는 면역요법의 대부분이 이런 발상에 기초해 개발되었다.

　제4장에서 언급했듯 면역이 제대로 작동하지 않는 가장 큰 이유는 암세포가 자신의 정상 세포와 대단히 유사하기 때문이다.

　만약 정상 세포와 전혀 다른 형태를 하고 있다면 정찰을 하면서 이물질의 존재를 찾아내는 면역세포가 간단히 발견해내서 공격하는 세포가 바로 대항해 막아낼 것이다.

그러나 구별하는 것 자체가 어려우면 공격하는 세포에게 지령을 내리기 힘들다. 공격 지령을 내리지 않으면 암세포를 공격할 수 있는 힘을 가진 면역세포가 있어도 나서서 활동하지 못한다. 따라서 공격 역할의 세포에게 인공적으로 공격 지령을 내려서 암세포 공격을 개시하는 방법을 고안한 것이다.

공격에 대비해 대기하고 있는 림프구라는 면역세포가 전투 모드에 돌입하도록 체외에서 자극함으로써 림프구를 강제적으로 전투 모드(활성화 림프구)로 만드는 것이다. 이 치료법을 '활성화림프구요법'이라고 한다. 이것은 암세포 공격의 기본이다.

또 면역세포가 파악하기 어려운, 감춰진 암세포의 특징을 발견해내서 그 특징을 면역에 주입하여 새로이 암세포를 공격하도록 유도하는 방법도 있다.

암세포가 아무리 정상 세포와 비슷하다고 해도 자세히 조사해보면 단백질 일부에서 미세한 차이가 세포 표면에 나타난다는 사실이 최근 밝혀졌다.

가르치는 역할을 하는 수상세포

이 같은 특징을 자신의 면역 시스템이 파악한다면 암세포를 공격하는 림프구를 새롭게 양성할 수 있을 것이다. 이것이 암세포에 대항하는 백신이다. 다만 새롭게 양성한다고 해도 이 정보를 림프구에 가르쳐주는 선생님 역할이 없으면 암을 공격하는 림프구는 탄생하지 못한다.

이렇게 교육하는 역할을 하는, 말하자면 선생님과 같은 역할의 세포를 수상세포라 한다. 그리고 새로운 정보를 인식한 수상세포를 체내로 주입해 계속 교육시키는 치료법을 '수상세포백신요법'이라고 한다.

참고로 우리가 BCG라고 하는 결핵 예방접종이나 인플루엔자 예방접종을 받을 때 이 이물질의 특징을 면역계에 전달하는 것도 역시 선생님 역할인 수상세포가 하는 일이다.

수상세포가 결핵균이나 인플루엔자 바이러스 표면의 특징을 인식해 결핵을 공격하는 림프구를 만든다든지, 인플루엔자를 공격하는 림프구에 어떤 모양의 항체를 만들어야 하는지를 교육한다.

결핵균이나 인플루엔자 바이러스와 같이 확실히 다른 모양의 이물질이라면 면역이 바로 작동하고 자동적으로 수상세포가 면역반응의 일환으로 등장해 정보를 림프구에 전달한다.

그러나 상대가 암세포인 경우 그 특징은 체내 면역이 이제까지 감지하지 못했던, 대단히 유사한 것이므로 이런 특징을 백신으로 주사한다 해도 우리의 면역이 자동적으로 반응을 일으키지는 못한다.

그러므로 선생님 역할을 하는 수상세포를 몸에서 채취해 인위적으로 정보를 추가 입력하는 것이 한층 효과적이다. 이것이 바로 수상세포백신요법의 이론이다.

04

열로 '암'을 발견한다 :
온열요법

　　　　　면역요법의 하나로 최근 알려지고 있는 것이 '온열요법'이다. 몸을 따뜻하게 함으로써 암세포를 공격하기 쉽게 유도하는 방법이다. 온열요법은 비교적 오래전부터 있었던 치료법이지만, 면역요법의 효과를 기대하고 임상의 장에 들어온 것은 그리 오래되지 않았다.

　암세포가 정상 세포에 비해 열에 약한 성질을 가지고 있다는 사실은 오래전부터 알려져왔다. 암세포 주변을 따뜻하게 하면 표면에 약간의 변화가 나타난다. 원래 잘 노출되지 않는 암세포의 특징이 열을 받으면 표면에 쉽게 드러나는 것이다.

　우리 몸은 따뜻한 곳에서든 추운 곳에서든 체온의 변화가 거의 없다. 이는 몸이 온도 변화에 민감하게 반응해 정상 체온을 유지하려 하기 때문이다.

　기계를 이용해 몸에 강제적으로 열을 가하더라도 정상 조직은 바로 평소 체온으로 돌아가지만 암 조직은 혈액 흐름의 특수성으로 인해 한동안 높은 온도를 유지한다.

　그 사이 세포 내에 숨어 있던 암세포 표식이 밖으로 드러나는 상태가 되는 것이다. 이것은 암세포가 스스로 손을 들고 '사실은 암세포입니다' 하고 자백하는 상황이므로 면역세포가 암세포를 발견하기 쉽고 공격하기도 수월하다.

　온열요법으로 면역력이 상승하는 타이밍은 따뜻해진 암세포가 원래 온도로 돌아가기까지의 시간이 될 것이다. 따뜻해진 정상 세포의 온도는 온열요법을 시도하는 장비의 스위치가 꺼지는 동시에 바로 떨어지지만 암 덩어리의 경우는 1~2일 정도 높은 온도를 유지하므로 그 사이 면역의 효과가 올라갈 것으로 기대한다.

　이로써 면역이 암세포를 쉽게 공격하고, 면역력을 높이는 데 적잖이 공헌하리라는 것은 확실하다. 이것은 면역세포가 작동하기 쉽도록 암세포에 변화를 주는 면역요법이라 할 수 있다.

　온열요법에는 암이 있는 신체 부위에 국소적으로 열을 가하는 '국소온열요법'과 몸 전체의 온도를 올리는 '전신온열요법'이 있다. 암 조직을 따뜻하게 해서 면역력을 높이는 효과는 양쪽 모두 인정받고 있지만, 전신온열요법에서는 약간 다른 반응이 나타난다.

　전신온열요법은 몸 전체 체온을 올림으로써 혈액 중 림프구가 림프관 내로 이동하여 면역계 정보를 받기 쉽게 된다. 이에 따라 림프구와 같은 공격 세포가 암세포의 특징을 더 잘 익히게 되고 공격 성향이 높아진다. 이처럼 면역 전반에 걸친 효과를 기대할 수 있다.

온열요법은 단독으로, 때로는 면역세포요법과 병행해 효과를 올릴 수 있다. 화학요법이나 방사선 치료와 병행해 상승효과를 기대하기도 하는데, 치료의 토대인 면역력을 높이는 것이 치료에 유리하게 작용하리라 본다.

05

'긍정'이 면역력을 높인다

면역력 향상에 심리적 스트레스를 줄이는 것이 중요하다는 말을 흔히 듣는다. 우리의 마음 상태와 몸을 지키는 면역은 대단히 밀접하게 연관되어 있다. 처음 듣는 사람은 믿지 않을지 모르지만 실제로 아마 누구나 경험하였으리라 생각한다.

입시 시험을 앞두고 한창 열심히 공부할 때 가족 모두 감기에 걸렸는데 자기 혼자 멀쩡했던 기억이 있을 것이다. 이럴 때는 '잔뜩 긴장한 때문'이라고 말한다.

또 다른 예로 꼭 쉬는 날에만 감기에 걸린다는 사람도 있다. 이런 경우엔 '쉬는 날이라 긴장이 풀려서 그렇다'라든지 '마음이 풀어져서 그렇다'는 식으로 말한다.

그런데 잘 생각해보면 참으로 이상한 일이다. 마음과 감기에 걸리는 것이 무슨 관계가 있는 것일까.

이것은 긴장하거나 또는 풀어지면서 우리 몸의 면역력이 높아지거나 떨어지기도 하기 때문이다. 마음가짐을 어떻게 가지는가에 따라 면역력이 달리 작동하며 감기 바이러스 증식을 억제하기도 하고 역으로 막지 못하고 감기에 걸리기도 하는 것이다.

긍정적인 긴장감이 있으면 면역력이 상승한 상태가 유지되며 얼마간의 바이러스는 순식간에 퇴치한다.

"감기 정도라면 마음가짐에 따라 어떻게 될 수 있겠지만 암처럼 중한 질병이라면 전혀 다른 이야기가 아닌가" 하고 말할 수 있을 것이다. 그러나 우리의 면역은 감기든 암이든 구별하지 않는다. 다만 면역의 작동 자체에 심리적인 요인이 관계하는 것만큼은 분명하다.

이것은 나의 주관적인 의견이지만, 항암제 치료가 효과적인 환자를 보면 성격이 밝거나 긍정적인 사고방식을 가진 경우가 많은 듯하다.

또 치매 환자의 경우 자신이 암 환자라는 사실 자체를 잊어버리기 때문인지 치료 성적이 좋고 생존율이 높다는 사실도 보고되고 있다. 암에 걸려도 비관적으로 생활하지 않으므로 면역이 활발하게 활동하여 항암제 치료 효과가 높게 나오는 것이라 생각하지 않을 수 없다.

이를 뒤집어 생각하면 '암에 걸렸다는 사실을 알고 있다'는 것이 환자에게 얼마나 큰 정신적 불안을 초래하는지, 얼마나 마음을 심란하게 하는지 짐작할 수 있다. 이런 상황에서는 확실히 면역력이 떨어진다.

이때 심리 상태를 조금이라도 개선할 수 있다면 그만큼 면역력은 회복될 것이다.

  상세한 내용은 다음 장에 설명하겠지만, 심리 상태를 안정시키고 최대한 평상심에 가깝게 유지하는 것은 암 환자에게 여러 면에서 큰 이점이 된다.

06

면역력을 높이는 식품

　　자연계에는 '이것을 먹으면 면역력이 높아진다'고 하는 식품이 있다. 버섯과 해조류가 대부분이다. 나는 이들 식품이 함유한 성분과 비슷한 것이 우리 체내에도 존재할지 모른다고 생각한다.

　왜냐하면 지금까지 살펴본 바와 같이 심리 상태와 면역은 밀접하게 연관되어 있다. 그러나 실제 면역의 기능은 혈액이나 림프액 속에 있는 면역세포의 직접적인 반응에 의한 것이다. 한편 심리적인 면은 우리의 머리, 즉 대뇌에서 느끼는 것이다.

　이 말은 틀림없이 뇌에서 면역세포의 작용에 변화를 주는 '무언가'가 생성되는 것으로 볼 수 있다. 즉 뇌에서 호르몬과 같은 물질이 분비되어 면역에 영향을 미치는 것이 아닌가 하는 가설이 성립하는 것이다.

물론 이 같은 물질을 확실히 발견하지 않는 이상 어디까지나 가설에 지나지 않는다. 그러나 아직 발견되지 않았다고 해서 존재하지 않는다고 확정 짓는 것도 올바르지 않다. 식품 성분에 약효가 있어도 이상한 일이 아니며, 자연계에서 경험적으로 산출해 개발된 약제도 다수 있다.

면역력을 높인다고 하는 식품 등도 주로 이 같은 경험을 통해 나온 것이며, 베타글루칸, 후코이단과 같은 면역력을 높이는 성분이 추출되었다.

'자연 성분이므로 안심'은 잘못

몇몇 의료 기관에서는 이런 건강 보조 식품이 암에 효과적이라는 연구 결과를 내놓고 있으며 믿을 만한 의학적 논문도 있다.

우리도 치료할 때 버섯 균사체로 만들어진 건강 보조 식품을 병행하였더니 면역학적으로 유리하게 기능하였으므로 이를 보고한 적도 있다.

따라서 나는 건강 보조 식품도 면역력을 높여 치료를 지원하는 수단으로 가끔 활용하는 것이 좋다고 생각한다.

그러나 '건강 보조 식품이 암을 치료한다'는 사고방식은 옳지 않다. 어디까지나 면역력을 높여서 암과의 싸움을 다소 유리하게 이끌 뿐이다. 건강 보조 식품은 '조금이라도 치료에 도움이 된다면' 하는 정도로 생각하고 보조적으로 이용하는 것이 바람직하다.

이 같은 건강 보조 식품을 이용할 때 반드시 주의해야 할 점이 있다. 그것은 안전성, 그리고 다른 약과 함께 먹었을 때 문제가 없는지의 여부이다. 종종 '식품이기 때문에 안전하다'라든지 '원료를 자연에서 얻은 것이므로 안전하다'는 말을 하는데 식품이기 때문에, 또는 자연에서 추출해서 반드시 안전하다는 보장은 어디에도 없다. 독버섯이나 복어의 독 등 자연계에도 인체에 유해한 것이 수없이 많다.

또 건강 보조 식품에 유해한 성분이 들어 있지 않다는 것이 어디까지 확인되고 보증되는지 알 수가 없다. 패키지나 설명서를 잘 읽어보고 안전성 시험이 제대로 이루어졌는지 등을 반드시 체크할 필요가 있다.

또 한 가지 주의해야 하는 것이 다른 약과의 궁합이다. 건강 보조 식품이라고 해도 약효 성분을 함유하고 있다. 필시 많은 분이 병원에서 처방 받은 약을 이미 복용하고 있거나 투여하고 있을 것이다. 이들 약과 건강 보조 식품을 함께 섭취할 때 의도치 않게 화학반응이 일어나지 않으리라고 장담할 수 없다.

따라서 사전에 '이 건강 보조 식품을 현재 먹고 있는 약과 함께 섭취해도 되겠습니까?' 하고 의사나 약사와 상담해야 한다.

건강 보조 식품이 현재 진행 중인 치료에 방해가 되거나 또 다른 증상을 만들어내는 불상사는 절대 없어야 한다.

암 치료와 심리

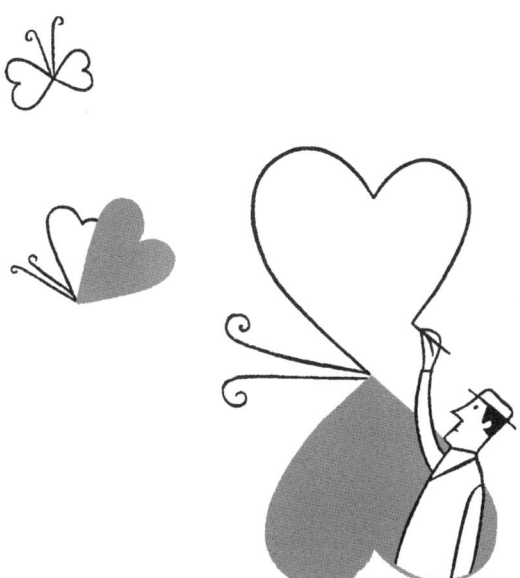

 암과 심리의 연관 관계는?

암이 환자에게 미치는 고통의 대부분은 암 때문이라기보다 암이라는 것을 알게 되면서 생긴 심적 괴로움이다. 심적 괴로움을 경감할 수 있으면 그만큼 암 환자의 고통을 덜 수 있다.

01

가장 아픈 곳은 마음

 나는 암 환자의 아픔의 대부분은 암 증상 그 자체가 아니라, 자신이 암이라는 것을 아는 것에서 오는 심적 고통이라 생각한다.
 암 이외 질병에 걸렸을 때를 떠올려보자.
 그 고통의 대부분은 병의 증상으로 인한 것이었다. 편도선염으로 목이 부어 통증을 느끼고 음식물을 삼키기 힘들다든지, 기관지염이나 폐렴으로 심하게 기침이 나와 힘들다든지, 컨디션이 좋지 않아 괴로웠을 것이다.
 그러나 암은 다르다.
 암세포 자체가 통증이나 불쾌감 등의 증상을 일으키지는 않는다. 암세포 덩어리가 증상을 일으킬 수는 있으나 이는 상당히 진행되었을 때가 대부분이다.

　암 진단을 받았어도 아무런 증상도 느끼지 못한 사람이 많고 증상이 있어서 암을 발견한 사람이라도 치료 전이나 도중에 자연스럽게 증상이 사라지는 경우도 있다(증상이 없어졌다고 해서 암이 치료된 것은 아니다).

　암 선고를 받기 전과 후, 몸의 상태가 크게 달라지는 것은 아니다. 그러나 마음은 단 하루 사이에 이루 헤아릴 수 없이 크나큰 변화를 겪는다.

　자신이 암이라는 사실을 알고 나서도 평소대로 무심하게 생활할 수 있는 사람은 없다. 식욕이 사라지고 밤에도 잠들지 못하고 바로 눈을 뜨게 된다. 화가 나거나 멍한 상태로 눈물을 흘리는 사람도 있다.

　이것은 환자에게도, 가족에게도 대단히 힘든 일이다.

　그리고 이 괴로움은 유감스럽게도 대부분의 경우 완전히 사라지지 않는다. 정도의 차이는 있지만 투병하는 내내 마음의 고통, 괴로움이 계속된다.

　다시 말해 오랜 투병 생활 동안 암 환자를 힘들게 하는 것은 몸보다 마음이라고 할 수 있다.

　나는 진찰할 때 1~2시간 정도에 걸쳐 환자와 충분히 상담을 한다. 그리고 대화를 할수록 암 환자의 '괴로움'은 심리적인 부분이 매우 크다는 사실을 깨달았다.

　암이 몸에 통증이나 증상을 나타내는 것은 암세포가 덩어리가 되고, 그 덩어리가 장기에 장애를 일으키거나 신경을 자극하기 때문인데 이것은 암이 상당히 진행되었을 때의 상황이다.

단 한 개의 암세포가 몸에 슬그머니 만들어져 최후의 시간이 올 때까지의 시간을 생각하면 암 때문에 몸이 많이 힘든 것은 후반의 한때뿐이다.

물론 치료로 인한 고통은 있으나 수술 후 통증이나 불쾌감은 시간이 경과하면서 없어지기도 한다. 화학요법의 통증이라면 치료를 하지 않으면 거의 사라진다.

그러나 마음의 고통은 그렇지 않다.

자신이 암일지 모른다는 생각을 하거나, 암 진단을 받았을 때부터 이 고통은 우리 생활 전반을 변화시키고 QOL(생활의 질)에도 오랜 시간 중대한 영향을 미친다.

암 환자가 안고 있는 가장 큰 고통은 불안이나 공포와 같은 심적 문제이다. 그런 의미에서 암이란 엄청나게 큰 마음의 병이기도 하다.

그러나 이것을 역으로 말하면, 마음의 고통을 줄일 수 있다면 암 환자의 고통을 상당 부분 경감시킬 수 있다.

이번 장에서는 그것에 도움이 되는 마음가짐에 대해 살펴보고자 한다.

02

암이라는 사실을 잊어버려라

　　　　자신이 암이라는 사실을 아는 것은 하늘이 무너지는 듯한 청천벽력의 일이다.

그러나 이런 환자의 심리적 고통을 충분히 이해하는 의사는 암 치료 전문의라도 그리 많지 않다.

나는 현재 건강하지만, 아버지와 사랑하는 아내를 암으로 잃었다. 그래서 의사 입장만이 아니라 암 환자 가족으로서 이 고통을 충분히 공감한다.

이런 입장이기 때문에 알려드릴 수 있는 조언은 심리적 스트레스를 느끼면서 시간을 보내는 일이 아무런 득이 없다는 것이다. 남겨진 소중한 시간을 허무하게 낭비할 뿐이다.

물론 한순간 갑자기 '남겨진 날들을 유의미하게 보내자' 하고 암 환자가 긍정적으로 바뀌기는 힘들다. 자신이 암이라는 의식이 한시도 머릿속을 떠나지 않기 때문이다. 암이라는 사실을 알게 된 기억 자체를 뇌에서 지운다면 편하겠지만 현실은 오히려 완전히 머릿속에 달라붙어 잊히지 않는다.

심지어 건강하게 된 뒤에도 몸에 난 수술 자국을 볼 때마다 떠오르기도 한다. 통원 치료를 받거나 약을 먹는다면 당연히 암에 대한 두려움을 떨치기 힘들 것이고, 간혹 TV에서 암에 대한 화제가 나오면 아예 전원을 꺼버리기도 한다.

그러나 이런 사람이라도 24시간 내내 암에 대해서만 생각하는 것은 아니다. 투병 기간이 긴 환자라면 아마도 때때로 자신이 암 환자임을 잊는 순간이 있다는 사실을 깨달을 것이다.

그렇다면 암을 잊을 때는 언제일까?

이 질문을 환자에게 하면 놀랍게도 대답이 한결같다. 잠잘 때 혹은 식사나 일을 할 때. 즉 뭔가에 집중하거나 다른 것에 정신을 팔 때가 대부분이다.

특히 즐거운 일에 집중할 때는 자신도 모르게 시간이 훌쩍 지나 있다. 암을 잊고 집중하였다는 것은 적어도 그 순간만큼은 스트레스에서 해방되어 힘든 현실에서 벗어났다는 의미이다.

그렇다면 하루 24시간 중 암을 의식하지 않는 시간을 조금이라도 늘림으로써 힘든 시간을 줄일 수도 있을 것이다.

즉 무리하게 잊으려 애쓰는 것이 아니라 뭔가에 집중하거나 즐기는 시간을 가짐으로써 암을 의식하지 않는 시간을 늘리는 것이다. 나는 이것이 심리적 스트레스 극복에 가장 좋은 방법이라 생각한다.

03

긍정의 힘, 가족의 역할

뭔가에 집중할 때 심리적 스트레스를 회피할 수 있다지만 바로 이것이 가능한 것은 아니다. '좋아, 힘내서 밝게 활동하자' 하고 본인이 의지를 다지면 좋지만 좀처럼 쉽지 않다.

환자 중에는 가족 이외의 사람들과 접촉을 피하고 집에서 의미 없이 시간을 보내는 경우가 아주 많다. 일단 이런 상황에 빠지면 악순환으로 활동성이 한층 저하된다.

물론 이것을 환자 본인이 원하지는 않는다. 그러나 일단 심리 상태가 가라앉아버리면 스스로 분발할 의욕을 내기가 매우 힘들다.

이때 중요한 역할을 하는 것이 가족이나 친한 지인, 친구이다. 상심하여 활동을 거부하는 사람에게 "아무것도 하지 않는 것보다는 뭔가를 하는 것이 좋아"라고 강하게 조언할 수 있는 사람은 가족이나 친한 친구밖에 없다.

환자 가족 중에 환자를 지나치게 병자 대접해서 "조용히 쉬는 것이 제일이다"라고 권하는 경우가 있다.

암은 큰 병이라는 이미지가 있는 데다 '큰 수술을 했으니'라든지 '힘든 항암제 치료를 하고 있으니까'라는 생각에 가족을 위하는 마음으로 절로 이렇게 되는 것이다.

그러나 인간은 심리적으로 저조한 시기에 내내 혼자 있으면 한층 부정적인 생각이 강해진다. 결국 집에서 조용히 몸을 추스른다는 것이 오히려 심리적으로 침체하게 만드는 원인이 되어버리는 것이다.

한 가지 알아둘 것은 보통의 질병과 암의 큰 차이로, 암은 치료 중이라고 해서 반드시 안정해야 하는 경우는 그리 많지 않다. 주치의가 "집에서 안정을 취하도록 하세요" 하고 말하는 경우는 드물다.

물론 수술이나 항암제 치료 직후는 확실히 체력이 저하된다. 그러나 이것은 암 때문이라기보다 수술이나 항암제 치료로 체력이 저하되었기 때문이다. 수술이나 항암제 치료 후가 아닌 일상적인 시기에도 암 환자를 병자 취급하면 결과적으로 환자를 고통스럽게 위축시킨다.

마음이 복잡한 환자를 방치하면 아무래도 틀어박혀 있기 쉽다. 이럴 때 다소 무리하게라도 움직이게 하면 설사 마음이 동하지 않은 상태라도 점차 기분 전환이 될 수 있다.

가족이나 친구는 마음을 독하게 먹고 환자를 가급적 밖으로 이끌어 함께 뭔가를 하도록 유도하자. 이런 노력이 환자의 스트레스를 줄여준다.

04

심리가 증상을 바꾼다

심리 상태와 면역은 밀접하게 연관되어 있다고 언급했는데, 그뿐 아니라 사실 심리 상태는 통증·불쾌감 등 여러 신체적 증상과도 상관관계가 있다.

우리가 어떤 증상을 느끼는 것은 이를 일으키는 현상이 몸 안에서 일어나기 때문이고, 아무런 이유가 없는 경우는 흔치 않다.

그러나 늘 증상을 똑같이 느끼는가 하면 그것은 아니다. 강하게 느낄 때도 있고 잘 느끼지 못하는 경우도 있다. 여기에는 우리의 심리 상태가 크게 관계한다.

환자에게 있어서 가장 괴로운 증상은 통증일 것이다. 실제로 말기 암 환자 중에는 통증을 억제하기 위해 마약을 사용하는 케이스도 있다.

통증 억제를 처방 받은 환자가 약 복용을 잊어버리는 일은 그리 많지 않다. 약효가 떨어져 다시 통증을 느끼는 것이 두렵기 때문이다. 통증 억제 약을 먹지 않으면 아프기 때문에 싫어도 제시간을 꼬박꼬박 기억한다.

그런데 친구나 가족과 여행을 할 때는 복용 시간이 지났는데도 약 먹는 시간을 잊어버리는 일이 흔히 발생한다. 보통은 통증에 민감한데 여행을 즐길 때는 통증을 느끼지 않았다는 의미가 된다. 인간의 감각은 이 정도까지 정신 상태에 좌우된다.

통증만이 아니다. 인간의 여러 감각은 심리 상태에 따라 크게 변화한다. 예를 들면 발표회 순서를 기다릴 때 "이제 곧 나가실 순서입니다"라는 말을 들으면 방금 화장실을 다녀왔는데도 또다시 가고 싶어진다.

또 버스로 장거리 이동을 할 때도 "다음 휴게소를 지나면 한동안 화장실을 이용하실 수 없습니다"라는 말을 들으면 급하게 화장실이 가고 싶어진다. 이 경우 실제 화장실에 가면 강했던 요의에 비해 배설되는 양이 적다는 것을 느낀다.

심리적 스트레스가 감각을 변화시킨다

통상적으로 요의를 느끼는 것은 방광에 일정량의 소변이 모여 신경 자극이 뇌까지 도달하기 때문인데, 긴장이나 불안으로 요의를 느끼는 경우엔 방광에 소변이 그만큼 모여 있지 않다. 즉 큰 신경 자극이 없음에도 뇌에서 요의를 느끼는 것이 된다. 이런 현상을 전문적으로 신경 자극에 대한 역치(생물의 감각이 반응을 일으킬 때 필요한 최소한의 자극의 세기-옮긴이) 저하라고 말한다.

이러한 역치의 변화는 '아, 곧 내가 나가야 하나? 어쩌지?' 하는 긴장이나 '화장실이 없는데 가고 싶어지면 어떻게 하나?'라는 심리적 불안이 일으키는 것이다.

가려움증이나 컨디션 저하 등으로도 역치는 변화한다. 환자 중에는 암이 있는 위치를 의식해서 만져보면 이상하게도 그 부위가 아프다고 말하는 경우가 있다. 또 항암제 부작용에 대단히 신경질적인 사람은 부작용을 더 쉽게 자각하는 경향이 있다. 즉 심리적 스트레스는 각각의 심리적 고통만이 아니라 신체적 통증이나 아픔과 같은 감각에도 생각 이상으로 크게 영향을 미친다.

이 말은 곧 심리적 스트레스를 극복할 수 있다면 심적 고통은 물론 암과 그에 동반한 치료로 인한 증상까지 얼마간 경감시킬 수 있다는 의미가 된다.

05

생명 연장 못지않게
중요해진 생활의 질

　　　　　이 책에도 몇 차례 언급했지만 QOL이라는 말이 요사이 자주 등장한다. 'Quality of Life'의 약자로 '생활의 질' 등으로 해석할 수 있다.

　QOL은 한 사람 한 사람 인생의 내용의 질이나 사회적 생활의 질을 가리키며, 얼마나 인간답고 풍요로운 생활을 누리는가에 대한 척도이기도 하다.

　질병 치료의 목적은 병을 낫게 하는 것이지만, 또 한편 현실적으로 본래 정상적인 상태로 돌아간다는 점도 있다. 이때 본래 정상적인 상태란 신체만이 아니라 심리 상태까지 포함된다.

　지금의 의료는 '단순히 오래 살면 다행이다'라는 오랜 사고방식에서 '수명을 연장하는 것 못지않게 QOL이 높은 삶을 즐기는 것도 중요하다'라는 쪽으로 옮아가고 있다.

암이라는 질병을 완치하는 것이 현실적으로 어렵다는 점은 몇 번이나 강조하였는데, 암세포를 완전히 몸에서 제거하지 못하더라도 본래 그 사람의 일상적인 생활이 가능하다면 세포 규모의 암을 없앨지 말지 하는 문제는 과도하게 집착할 일이 아니다.

다시 말해 현실적으로 완치가 불가능하다면 QOL을 얼마나 높게 유지할 수 있는가 하는 포인트가 중요하지 않을까.

암 환자의 QOL을 높이는 방법을 파헤쳐보면, 암 때문에 발생한 신체 증상과 암으로 인한 심리적 스트레스를 줄이는 것 두 가지 문제에 봉착하게 된다.

암 환자의 심리적 스트레스는 면역에 지대한 영향을 미친다. 심적으로 다운돼 있으면 보통 면역도 함께 떨어진다.

면역력 저하로 인해 암에 더해서 감염증 등의 질병까지 얻게 되는 일은 피해야 한다.

환자는 암과 관련이 없는 질병의 증상까지 암 때문이라고 쉽게 착각한다. 따라서 스트레스를 심하게 받아 이것이 치료에 악영향을 미치고, 암의 진행 속도에 영향을 끼쳐 증상이 악화되는 사태가 벌어지기도 한다. 이 같은 악순환은 피해야 한다.

마음의 안정이 QOL을 높인다

그러나 심리적 스트레스를 잘 극복할 수 있으면 면역력 저하를 억제할 뿐 아니라 면역력을 오히려 높일 수도 있다. 이렇게 되면 치료 효과가 향상되고 각종 증상이 경감된다.

증상이 개선되면 환자는 기분이 더 좋아지고, 면역력은 높아진다. 이런 '호순환'이 실현되도록 목표를 세우길 바란다.

암 치료에서는 암 축소도 중요하지만, 환자가 인간답게 사는 것도 그에 못지않게 의미가 있다. 이는 높은 QOL을 얼마나 오래 유지할 수 있는가, 그리고 어느 정도까지 자신의 미래 수명에 가깝게 가는가 하는 것이다.

이것의 가장 큰 열쇠는 최첨단 치료가 아니라, 심리적 스트레스 극복에 있다고 본다.

"암인데 밝게 살라는 것은 억지다"라고 말할지 모르겠다. 그러나 치료 효과를 높이기 위해서는 우선 마음을 안정시키는 것이 대단히 중요하다. 이것이 생명 연장과 QOL 향상까지 이어진다.

가능한 범위까지라도 좋으니 의식적으로 마음을 평온하게 하는 시간을 늘리길 권한다. 이것이 이후 결코 짧지 않은 인생을 헛되이 하지 않는 첫 단추다.

마치며

지금까지 암 선고를 받은 사람이 이후 암을 잘 다스리기 위한 마음가짐에 대해 설명하였다.

많은 분이 자신이 암이라는 사실을 알면 평정심을 잃는다. 사형선고라도 받은 듯한 절망으로 눈앞이 깜깜해지는 것이 일반적이다.

그러나 평생을 암 치료에 종사하는 입장에서 말하자면 그렇게 비관할 필요가 없다는 것이 솔직한 조언이다.

오히려 환자가 절망해 정신적인 충격으로 면역력이 저하되는 것이 더 큰 문제라고 늘 생각하고 있다.

이 책에서도 언급했지만 암이라고 해서 오늘내일 사이에 당장 죽는 것은 아니다.

현재 최신 의학으로 암을 완전히 정복하지는 못했다고 해도 어느 정도 생명 연장은 가능해졌다. 그 시간을 최대한 더 늘리는 것을 목표로 삼길 바란다.

인간의 수명은 반드시 끝이 있다. 암에 걸리면 본래의 수명을 누리기 전에 생명을 잃을 가능성이 높아진다.

암 치료는 설령 암을 완벽하게 제거하지 못하더라도 천수에 가까워지도록 하기 위함이다. 설령 암이 몸에 남아 있어도 천수를 다 누리면 이는 암이 나은 것과 같은 셈이다.

예컨대 암에 걸리지 않았다면 70세로 죽음을 맞을 운명이었다고 하자. 그런데 60세에 암 선고를 받았다면 치료를 통해 5년이든 8년이든 수명을 연장할 수 있으면 좋은 것이다.

만약 생명을 10년 더 유지했다면 설령 암으로 생명을 다했다 하더라도 자신이 타고난 수명을 다 누린 것이 아니겠는가.

암 치료는 환자를 고통스럽게 하기 위한 것이 아니다. 우리가 각자의 인생을 가급적 건강하게 누리며, 타고난 수명에 가깝게 가도록 하기 위함이라는 것을 냉정하게 생각하면 암 치료의 목표를 스스로 세울 수 있을 것이다.

인간은 자신이 언제 죽을지 알지 못하기 때문에 웃고 살 수 있다. 본디 생명은 유한하지만 마치 무한한 듯 착각을 하기 때문에 매일 안심하고 생활한다.

암이란 생명이 유한하다는 사실을 가장 극명하게 알려주는 질병이고, 그것이 가장 어려운 점이라 생각한다. 암으로 인해 힘든 것은 몸

이상으로 마음이다.

그러나 면역이라는 관점에서 보면 정신 건강의 악화가 가장 좋지 않다. 본문에서도 설명했듯 끙끙대고 고민하면 면역력이 떨어지고 암세포를 공격하는 힘이 약해진다.

이 책이 정신을 가급적 평온하게 유지하고 마음을 긍정적으로 갖도록 하는 데 조금이라도 도움이 되기를 바란다.

자신이나 가족이 암이라는 사실을 냉정하게 받아들이는 것부터 모든 것은 시작된다.

우선은 침착하게 이 책을 읽어주길 바란다. 만약 불안이 찾아오면 반복해서 읽어볼 것을 권한다.

암 진단을 받고 치료를 하면서도 인생을 즐기는 환자와 가족이 많다는 사실을 잊지 말길 바란다.

다니가와 게이시

암이라는 말을 들었을 때

초판 1쇄 발행 2018년 3월 20일

지은이 다니가와 게이시
옮긴이 송수영
펴낸이 명혜정
펴낸곳 도서출판 이아소
디자인 황경성
교 정 정수완
일러스트 도시유키 히라타(Toshiyuki Hirata)

등록번호 제311-2004-00014호
등록일자 2004년 4월 22일
주소 04002 서울시 마포구 월드컵북로5나길 18 1012호
전화 (02)337-0446 **팩스** (02)337-0402

책값은 뒤표지에 있습니다.
ISBN 979-11-87113-16-4 13510

도서출판 이아소는 독자 여러분의 의견을 소중하게 생각합니다.
E-mail: iasobook@gmail.com

이 도서의 국립중앙도서관 출판예정도서목록(CIP)은 서지정보유통지원시스템 홈페이지
(seoji.nl.go.kr)와 국가자료 공동목록시스템(nl.go.kr/kolisnet)에서
이용하실 수 있습니다. (CIP제어번호 : CIP2018004919)